U0332828

哈达瑜伽系列

心灵瑜伽节奏
冥想

李 清◎著

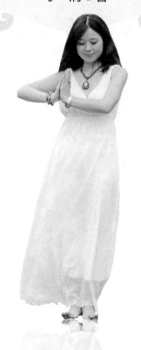

民主与建设出版社

主编寄语

魏立民

　　本套哈达瑜伽系列丛书的出版，寄托了各位作者多年的心血和付出，以及他们的心愿和梦想。

　　2007 年的《七色脉轮瑜伽》是我撰写出版的"哈达瑜伽系列"第一本图书，受到读者的欢迎。而后来在 2010 年，初期准备了六册瑜伽书选题，在出版社的建议下，浓缩精简成了两本，当时的遗憾将在本套丛书出版之际予以弥补。

　　自 2000 年宛平路开始，我的教练班学生累计也有 3000 位以上，很多学生授课已经超过和接近十年，根据一万小时原则，即凡事要想有所成就，需要持续从事一万小时以上，而他们的学习期都超过了这个数字，并积累了深厚的教学经验和心得，现在终于到了厚积薄发的时刻，到了把这些从瑜伽实践中来的、经过传承又有发展的宝贵知识总结写下来，广泛传播出去的时刻。

成立近两年的哈达教研组云端平台，把各地拥有点亮心灯使命的老师、同学们连接起来，每周四早上八点，在网络上帮助各位老师讨论改稿，梳理文字，成了我和各位准作者的固定功课，大家把哈达体系的一个点、一条线，作具体的挖掘和梳理，又聚焦到解决一个或多个具体的身心健康问题，发展出一套深入浅出的精彩课程，并用文字和图片表达出来，每段文字、每张照片可以说都经过了反复的讨论和打磨，力求给读者提供最精彩实用、通俗易懂的瑜伽学习方案。大家共同经历了痛苦、兴奋、纠结、无奈、急切、幸福……心路历程，我们还有分别的瑜伽公开课探讨以及反复演练，为本丛书的延伸、生根发芽做好了充分准备。

大家像对孕育自己的宝宝一般，期待这套丛书的出版，期待着读者的检阅，相信这些凝聚着各位老师多年心血的结晶，能够为读者的生活创造真正实用的指导价值，实现身、心、灵的连接和升华，因为瑜伽原本就与平衡、健康、优雅的生活方式是一体的。

在 2011 年之前，我的重点是去印度等国家学习瑜伽，从 2012 年开始，我接受邀请成为世界瑜伽节第一位也是目前唯一的中国籍授课导师（同年也接到了横滨国际瑜伽节的邀请），站在了国际的瑜伽舞台上，在一个有三十几个国家的近百位教练、爱好者共同学习的教室里，教授他们嫡系传承的哈达瑜伽，以及一部分中国传统身心修习法如太极、气功、易筋经、五禽戏、八段锦（这些原本就可以说是中国的"瑜伽"）等，发现他们非常喜欢有中国风格、中国文化的瑜伽课程，下课后都在提问、记录和拍摄，我在瑜伽节拍大合照时举起中国国旗的时候，心里有说不出的自豪和激动，甚至能体会到奥运选手般的感受，同时，也感到自己是孤独的，传播中国瑜伽的力量现在是如此单薄，我们需要有更多中国优秀的瑜伽老师走出国门，教授、传播中国式的瑜伽！我愿意作他们的铺路石，帮助大家把课程做梳理，将教材书籍做修编，打造出老师们的精品课程和经典书籍，未来让中国瑜伽屹立于世界身心修习之林，为中国文化增光添彩！

　　我持续地实修，感觉一切越来越美好，跟自己
内心的连接也越来越好，与我的老师也是心有灵犀！
在我一次培训刚结束回来，老师邀请我给最近一期教练班
做培训。

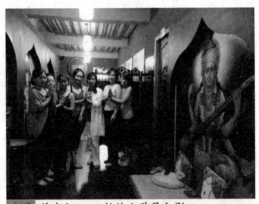

上图 作者与 2013 教练班学员合影

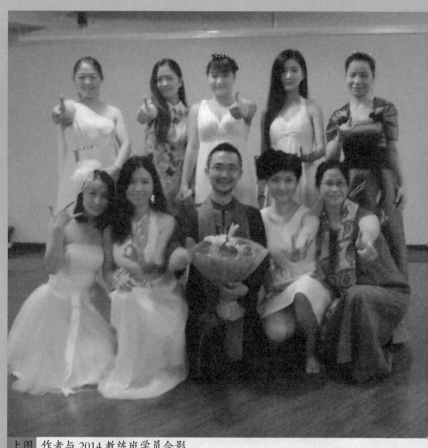

上图 作者与 2014 教练班学员合影

说来巧合，我之前积累的教学经验和成果，正好可以跟教练班的学员分享。在做教练培训过程中感觉超乎想象得好，整个培训过程都很享受！在之后给经络瑜伽教练培训时，我又将之前积累的经络养生做了一个整合。而紧接着就接到了出版哈达系列丛书的通知，直觉帮我选的写作方向就是"节奏冥想"，想来真得很神奇，因为最近我正好在思考有关"节奏冥想"的内容，就在想法慢慢成型之际，我就接到了出书的好消息！

　　真是神奇，不！干脆说，是神迹出现了！我在这段时间里，感觉自己每天都是新的，每天都会有一些新突破，每天都会有一些新感觉，甚至可以说每天都有奇迹发生。

　　坐下来闭上眼睛，这本书的框架、内容……慢慢就在头脑中像影院般呈现。

我一口气写完了整本书的提纲，而接下来的任务会更艰巨，我做好准备抛开任何的限制，这样才会有更多突破，我喜欢这样的感觉，我喜欢这样的生活。

　　此刻，一股深深的感恩的暖流从心底涌出，我的眼睛湿润了。

　　感恩我的父母、我的先生、我的孩子！感恩我的老师、我的同学、我的朋友！感恩我的姐妹们，感恩你们一直以来对我的支持，我将用我的生命，用我觉知的心，与你们连接。

　　感恩这一切。

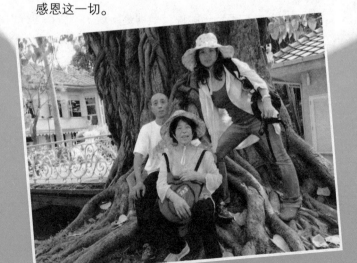

目录

Chapter 1

课程概述

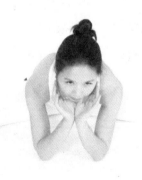

contents

contents

contents

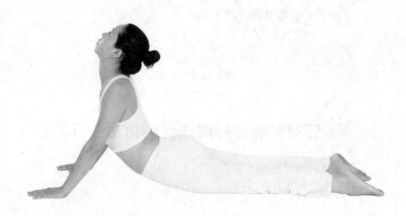

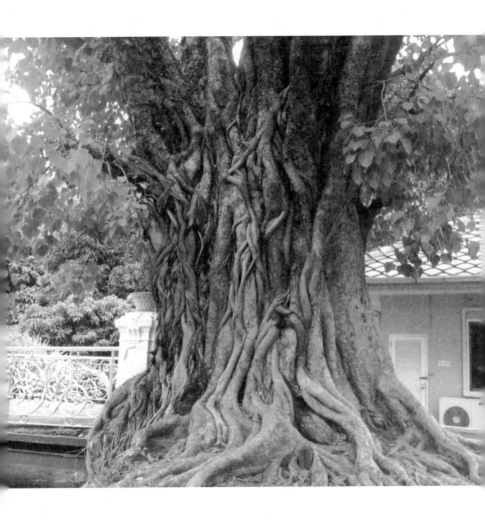

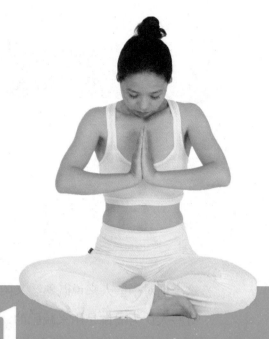

CHAPTER 1
课程概述

01 什么是瑜伽？

这个词对一些人来说既熟悉又陌生，瑜伽到底是什么？

有些人认为瑜伽是用来减肥的，有些人认为瑜伽是体操，还有些人认为瑜伽是筋骨很软的人才能做的类似杂技表演的东西。说实话这个问题我也花了很长时间去探索，十五年前我开始练瑜伽，记得当时馆主告诉我说瑜伽是养心的，老师说你们能在这里练瑜伽都是很有福气的，当时还真是一头雾水，心想管它是什么呢，既然办了健身卡就跟着练呗！

直到后来有机缘接受国内国际多个流派专业瑜伽教练培训，才算是真的踏上了探索瑜伽的漫长之旅。感恩魏立民老师提供这个机会让我可以和大家分享、交流、学习。瑜伽是连接与结合，是控制，是关系。

瑜伽是连接

它是有限的个体意识和无限的宇宙意识的连接，是有限的个人和无限的宇宙的连结，身体和心灵的连结；瑜伽是呼吸，冥想，形体运动的完美结合，集医学，运动学，心理学，人类学，哲学为一体的博大精深的科学。

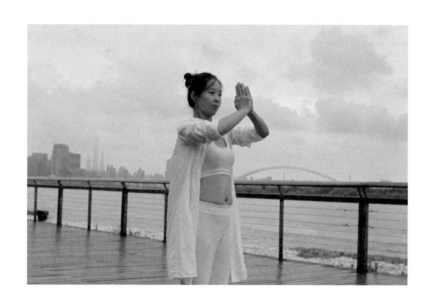

瑜伽是控制

通过对身体的控制，达到对心意的控制，对灵魂的控制，让身体的灵魂，成为自己的主人。

❀ 瑜伽是关系

它是自己和自己的关系，自己的身体和心意和灵魂三者之间的关系，是有限的自己与他人和无限的宇宙之间的关系。

02 什么是冥想？

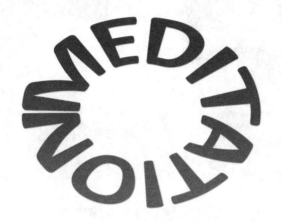

冥想是运用自我感知系统、心意和身体，控制和超越心意波动的方法

冥想可以使身心之间产生交流。透过冥想，开发中性心；透过冥想，体验有限到无限的感知；透过冥想，产生内在的平和、宁静、稳定、健康；透过冥想，开发直觉；透过冥想，排除无意识习惯、潜意识恐惧和其他心理障碍；透过冥想，学会把情绪转变为慈悲和爱的方法；透过冥想，提升能量，加强影响力和效率。

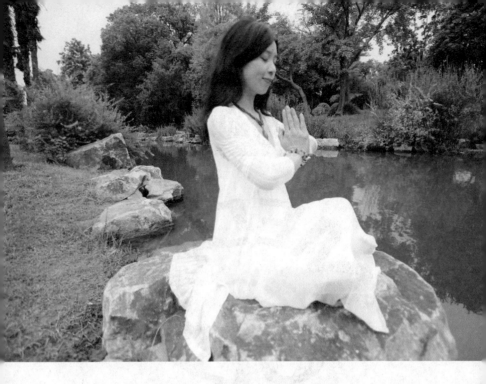

透过冥想，促进内心清晰度，头脑感知力和处于当下的能力；透过冥想，消除制造压力的核心问题；透过冥想，开发控制性格的前脑。

冥想是一种改变意识的深层精神调节法

通过呼吸法、体位法、放松法、唱颂、手印等方式使人改变意识，从较低的心智提升到较高的心智，排除内心杂念，驱除心灵焦虑，减少外界因素对人的影响，让思考力更加专注，有助于对事情的思考、了解与分析，使人能够做出比别人更好、更正确的决定。

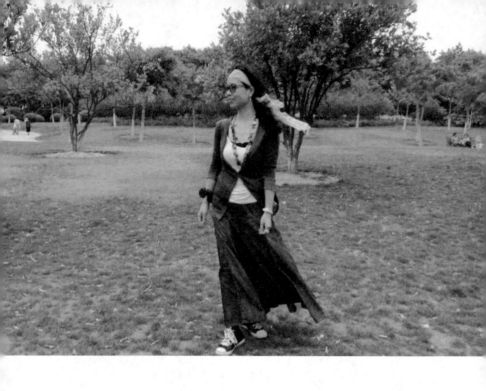

冥想，是一种生活习惯

　　一般人的生活往往追求太多，结果在心里累积了太多杂念。而冥想则是一种舍，把心里的浊秽清理掉，让人从冥想中学习平静。花时间跟自己独处，让身心真正放松并充电，让自己再度充满能量。冥想，是身心的大扫除。我们不只要将房间、办公桌打扫，也要让大脑与心灵在需要时来个大扫除。而冥想，就可以清除大脑里的杂质，让烦躁的心恢复平静，常保大脑的清新状态。

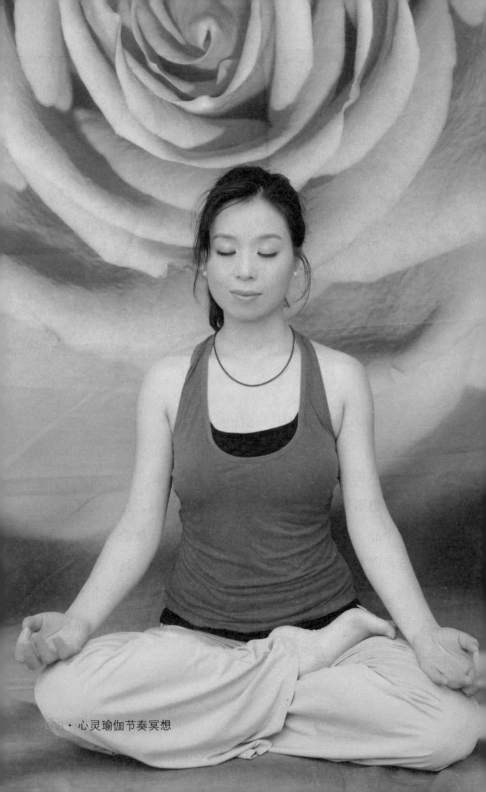

冥想分为两个程序

开始是一个观察内心升起念头的过程，接着当没有任何念头升起时，你便进入了空寂的境界。

 ## 冥想时注意力应集中在身体的几个部位

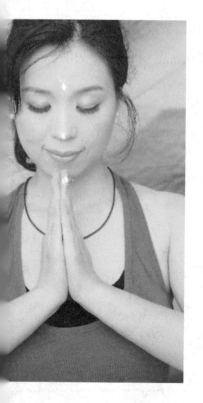

1. 眼睛专注于第三眼的部位（眉心／鼻梁根部）

眼睛轻轻向内向上，刺激中脉神经、脑垂体，培养直觉。

2. 眼睛专注于鼻尖

这是最高级能量锁，称为"莲花点冥想"，使左脉右脉再是中脉进入平衡；刺激松果腺和大脑前半球，创造新的大脑运作模式。

3. 眼睛专注下巴尖（月亮中心）：

眼睛闭上向下转，具有清凉和安静作用，可以清晰地观察自己。

据相关权威资料报道及现代医学对冥想的
研究证实——

1 日本著名医学博士春山茂雄从大量临床实践和科学研究中证实，大脑能分泌出一种类似吗啡的物质，称为"内啡肽"。它不仅能改善大脑，保持脑细胞的年轻活力，而且能使人产生心情愉快的感觉，使免疫功能增强，防止老化，提高防病和自然治愈能力。

2 从脑电波观察，当我们的身体紧张或感到烦闷时，β波就出现不止，这是产生生活环境病或癌症、精神病、失眠、

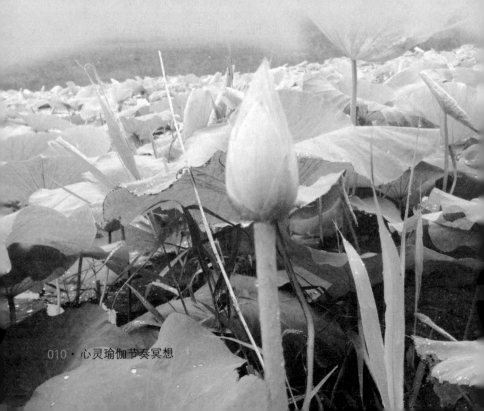

神经症等疾病的原因之一。

③ 冥想时用舌尖抵住上腭，舌根受到刺激，可使唾液分泌增加，唾液不仅是消化必需的，而且内含一种能抑制癌的过氧化物酶和防老的激素。

④ 当冥想达到一种禅定的状态时全身放松，心跳明显减慢，呼吸呈一种龟息状态，机体代谢随之降低，大脑及组织器官处于休息中，耗氧量减到最低水平，这是一种储蓄生命、延缓衰老的最佳方法。

⑤ 冥想经测定可以使肌肉及脑神经放松，全身血液流动量提高 15 ~ 16 倍，各组织器官得到滋养，使脸部皮肤内层的水分充足、营养增加，给人一种容光焕发的美感，所以目前在日本掀起了一股静坐冥想美容热。

⑥ 基因学研究表明，人类基因工程学确认基因是人体自身抵抗病毒和自我康复的有力武器。冥想可以产生积极的思维方式，消除负面情绪，调节神经、内分泌系统，从而起到自我修护基因的效果。

⑦ 冥想可以让我们的左脑平静下来，让意识听听右脑的声音，这样我们的脑波会自然地转成 α 波，当脑波呈现为 α 脑波时，想像力、创造力与灵感便会源源不断的涌出，此外对于事物的判断力、理解力都会大幅提升，同时身心会呈现安定、愉快、心旷神怡的感觉。

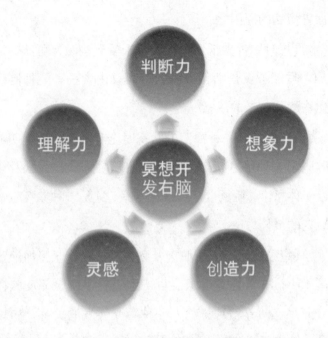

判断力

理解力

想象力

冥想开
发右脑

灵感

创造力

⑧ 麻省总医院的拉若医师及其同事，比较了有 1~30 年冥想打坐经验和没有打过坐的各 15 位志愿者的大脑核磁共振图。他们发现，冥想打坐增加了前额叶脑皮层和右前脑岛脑皮层区域的厚度，而这些区域是控制人的注意力和感知能力的地方。以前的研究曾显示，一些著名的音乐家、运动员和语言学家的这些脑皮层区域都有所增厚。

综上所述，我们每个人都能够藉由冥想的方式来轻松创造奇迹，不要把它解读成什么超能力，它是心理上本来就有的东西，任何人都唾手可得，开发自己的无限潜能。

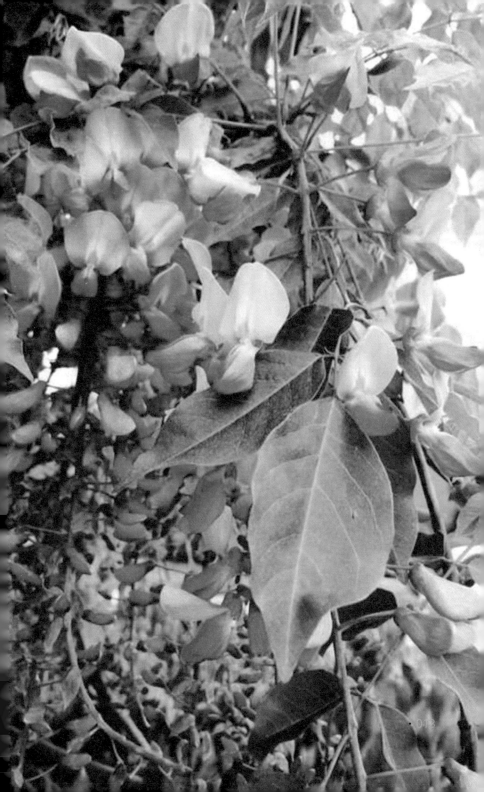

03 节奏冥想课程概述

　　当今人类随着社会进步、科技进步、信息爆炸时代的来临，人们生活节奏越来越快，导致人们越来越重视身心健康和谐，随着社会浪潮的推动，冥想也已经逐渐走近人们的生活。面对外界的变动和生活的压力，如何能让内心平静，以从容的姿态面对生活的种种挑战？越来越多的人们已经开始意识到冥想的重要性。

　　"节奏冥想"课程综合各大流派冥想精华，以瑜伽三脉七轮、西方功能解剖和生理学、心理学、瑜伽能量解剖和瑜伽哲学理论为依据，透过有针对性效果的呼吸、体式、冥想和唱颂、手印等为核心，通过本人多年来不断的教学积累和自我实修，总结而出一套心灵类瑜伽课程体系。透过用我们的意念跟随呼吸节奏，身体节奏，包括器官、细胞、系统运行节奏，同时配合超然的音乐节奏，调整身心，调整各大系统平衡，从而达到由内而外的深层放松，提升觉知力，提升生命品质，激发生命潜能，实现身心灵自然平衡、健康、富足。

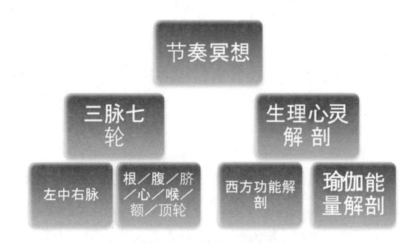

04 节奏冥想和一般冥想的区别在哪里?

节奏冥想除包括一般冥想的所有特征之外，更有他的独特性:

1. 节奏冥想包括体式 asana，特定的音乐、舞动、步行等。

2. 节奏冥想更强调冥想过程中的节奏感受。

3. 节奏冥想更适合各种不同人群，男女老少都可以练习，无明显冥想功底要求。

4. 节奏冥想效果体现更直接。

5. 节奏冥想能让人在深入感受现代都市生活的同时，来享受这种身心宁静和谐的境界。

6. 节奏冥想的形式各异，可以单独进行，也可群体修炼，更贴近生活。

7. 节奏冥想让习练者，特别是老年人享受美好的身心合一的境界，同时享受结伴同行的童乐。

8 节奏冥想可以是一个新老朋友聚会，可以尽情欢唱，忘我舞动，是深层次的彻底释放。

05 节奏冥想适合哪些不同人群?

✺ 适合各年龄段学生人群

据我所知现在美国、德国、日本等很多国家已经在部分学校开设冥想课程或是瑜伽课程。现在很多国内的国际学校以及大学社团也开设类似社团,并且很火热。我本人就曾经在复旦大学给现场将近200名学生上过节奏冥想课。节奏冥想可以帮助学生学会放松,缓解学习压力,提升专注力、记忆力、理解力、沟通力,提升学习效率,开发潜能。

针对低年龄阶段的学生有条件的情况下更要从小练习,这样可以有更多的时间累积实力,等到要经历人生各种情况时,已经练就一身"功夫"可以轻松面对挑战。针对学生一

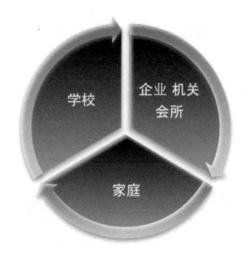

族面对学业压力，特别是面临考试压力的学生，若能更早接触到一些关于节奏冥想的形式，掌握其技巧和精髓，便可以以轻松淡定的心态迎接各种考试与挑战。如今有些考生会在考前花重金找心理老师辅导，包括我也曾做过一些收费不低，但还是物超所值的青少年潜能开发课程以及夏令营等活动，其核心内容就与本书中提到的部分章节有关。

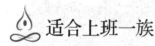 适合上班一族

用休息时间，定期参加一二次的节奏冥想课程，目的在于练习技术，学习方法。同时，也是一个与大家互动，一起

愉悦身心的美好时光。

 适合全职主妇、自由职业人群

　　这个群体在家时间比较多，可以每天自己在家定时、定点练习，定期 1 ~ 2 次邀约三五好友一起练习，分享、喝茶、聊天、品味人生。

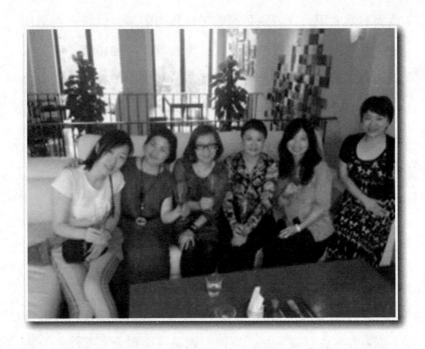

06 节奏冥想的功效是什么？

[1] 增强肌肉骨骼质地和灵活性，以及循环、淋巴、呼吸、消化、免疫、生殖等各大系统的调节平衡。

[2] 强化神经系统，通过神经支配的相应肌肉收缩和相应的腺体的分泌，增强交感神经和副交感神经对外界刺激产生的应激性，自动修复身心的平衡。

[3] 平衡内分泌系统各大腺体的分泌。

[4] 深层放松，协助智慧身体自然疗愈的自动发生。

[5] 平衡阴性、阳性、中性三种心意，获得中性冥想性心意。

[6] 净化身心，排除与目标无关的杂念、杂事和干扰，增强个体能量圈磁场。

[7] 提升能量，让内在的包容心、慈悲心、服务之心自然

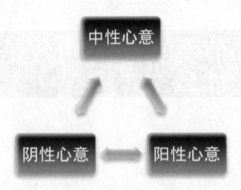

流露，从容面对生活中的压力和种种挑战。

　　⑧ 获得无限直觉意识和谦卑心，克服恐惧，开发创造力，增强行动力、沟通力，提升生命力。

07 节奏冥想课程的核心

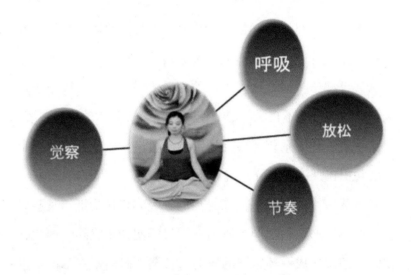

呼吸是启动每个人身体内在自动疗愈系统的一个总开关：

呼吸是一把很重要的钥匙，让你打开身心健康之门，是启动每个人身体内在自动疗愈系统的一个开关。通过不同的呼吸方法（根据个体身心状况的不同而确定），有效地按摩内脏，刺激各生理腺体平衡的分泌，激活脉轮的潜在力量，更好地清理洁净身体，由此，为更高级的精神修养和灵性的开发奠定基础。

呼吸是生命存在的根本。人类身心的问题大部分来源于错误的呼吸方式，它会导致负面的心态情绪和饮食习惯。呼吸方式，可以作为一个人抗拒感觉的防御武装，呼吸就是感觉。反过来说，限制呼吸就是限制感觉。以我们的瑜伽教学经验和对日常生活中的了解来看，错误的呼吸方式如今非常普遍。大家甚至都已习惯、认同于这种错误的呼吸方式，以至于造成身心的伤害而不自觉。如果呼吸有了问题，身体的循环系统、消化系统、排泄系统都会受到影响，大量身体毒素、精神毒素会蓄积在身体各部分，使身体失去平衡，成为致病之源。

如果一个人习惯以浅而急促的呼吸方式作为抵挡某些感觉的措施，那么肺叶周围肌肉及横膈膜便开始收缩、僵化，在肺叶四周形成一环紧张的压力。长期的肌肉紧张不但会进一步减少肺活量，更会激起轻度的焦虑与压力，这种反应通常会和浅而急促的呼吸方式同时出现。特别提醒爱美的女性，为了让身形看起来苗条，长期收腹，长期穿着过于紧身收腰的服装，会使腹部无法放松，同时让你的呼吸都浅浅地只到达肺部，没无法到达丹田，长期累积下来，会造成身体失衡，情绪失衡，降低生命品质。

✿ 放松

放松，是节奏冥想的金钥匙。

放松，包括情绪和身体两部分，假如能改变"躯体"的反应，"情绪"也会随着改变。经由人的意识可以把"随意肌肉"控制下来，再间接地把"情绪"松弛下来，建立轻松的心情状态。就是通过意念与呼吸控制使身体放松，同时间接地松弛紧张情绪，从而达到身心放松的状态，有利于身心健康平衡，并使学习和工作效率提高，提升生命品质。

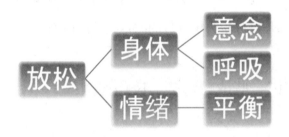

现代社会的快节奏和高压力使人们经常会受到各种生活事件的压力和刺激，如学习工作的紧张、人际关系的紧张、经济拮据、婚姻危机等……这一切的压力和刺激，不但能引起生理反应，如血压、血糖升高，心率增快、呼吸加速、肌张力增高等，而且也能引起心理反应，例如过度的紧张、焦虑、情绪激动等，由此引起认知和自我评价的障碍，导致身体失衡，

心态失衡。

在进入放松状态时，交感神经活动功能降低，表现为全身骨骼肌张力下降，即肌肉放松呼吸频率和心率减慢、血压下降，并有四肢温暖、头脑清醒、心情轻松愉快、全身舒适的感觉。同时放松可以加强交感神经系统的活动功能，促进合成代谢及有关激素的分泌。经过放松训练，通过神经、内分泌及植物神经系统功能的调节，可影响机体各方面的功能，从而达到增进心身健康和防病治病的目的。现代很多有关身心的疗法、潜能开发、我国的太极气功、印度的瑜伽术、日本的坐禅、德国的自生训练、美国的渐进松弛训练、超然沉思等，都是以放松为主要目的的自我控制训练。

下面提供一些放松方法、技巧实例：

1 7STEP 仰卧大放松：

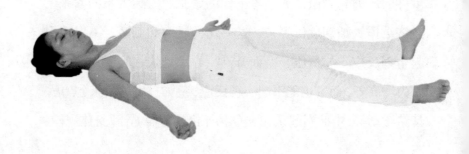

Step1，让我们来仰卧，两脚与肩同宽，脚尖朝外，两手臀部两侧自然平放。

Step2，鼻子深深地吸一口气，然后从下腹部开始用嘴巴深深地呼出（3次）。

Step3，双眼微闭放松，嘴角上扬，舌头轻轻抵住上腭，上下牙齿略微分开（这点很重要）。

Step4，调匀呼吸，均匀—缓慢—细长。

Step5，每一次呼气，扫描全身，放松紧张部位，感觉自己身体的每一部位更放松，每一块骨骼、肌肉，皮肤、每一个内脏、器官、每一跟神经、每一根管道、乃至每一个细胞都逐渐放松。

Step6，感觉就像海绵一样，没有压力的时候是自然松开的，就像空气、像水、像风一样的轻松自在，让我们的身心进入完全彻底放松舒适的状态。

Step7，五词秘诀：让感觉"心如，气柔，脉松，身空，境幻"。

2 身如杨柳

现在我们想象自己的身体就像杨柳一般，长在地上，身心如同杨柳树一样柔软。当压力来时，就如同阵风吹过，我们的枝条在风中摆动，压力随风飘逝，在身上完全不留痕迹。

（大家可以相互按天宗穴，在肩胛骨的几何中心点，按下去非常疼痛，按松后，立刻就有热气散出来，代表有压力

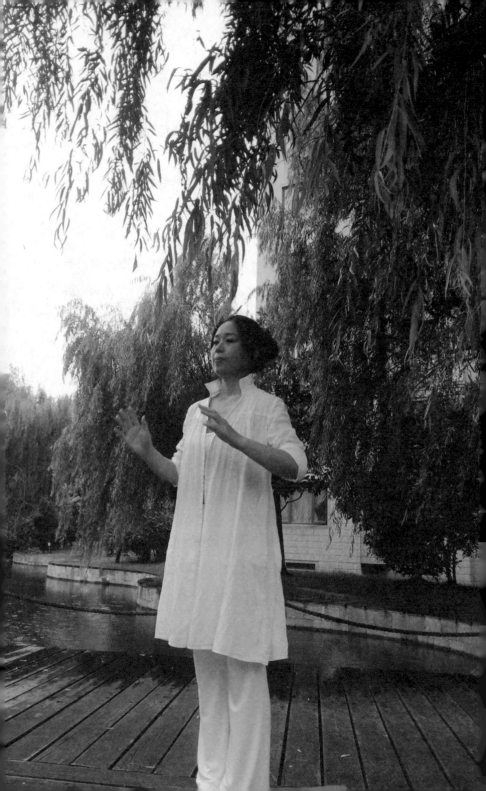

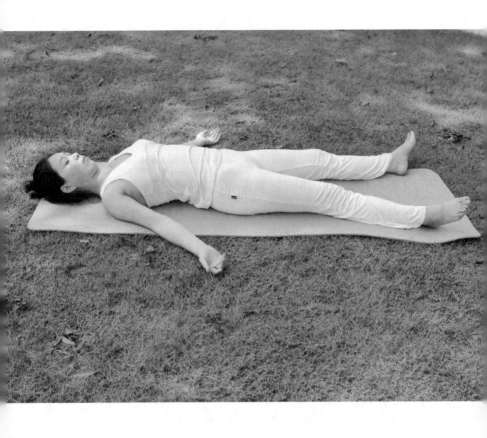

释放。这是我们身心压力积聚最深的地方。）

　　身体像空气，像光一样，那么自然、那么柔软，可以渗透到宇宙中的每一个部分，完全没有重力飘在空中，脸上带着永远的微笑。

　　骨骼—肌肉皮肤—器官—各大系统—每一个细胞、每一个部位，像白色的雪花一样，在阳光的照射下，变成了清澈的水，放松全身，从头部开始……

3 节奏

节奏是自然、社会和人的活动中一种富于韵律而有规律的变化。冥想需要节奏，稳定的呼吸需要节奏，当我们随着音乐轻柔舞动或热力狂舞时都需要节奏，而瑜伽中的节奏是指身体内外和谐一体的频率震动，节奏冥想中的节奏是指音波冥想振动频率与身体系统运行融合的频率共鸣。

记住：我们每个人都拥有伟大的力量以及疗愈自己的能力。所谓的"疗愈"，其实就是透过放松，"节奏共振"来转换人的电磁场中低频能量状态，这表示我们是可以经由一些方法，来调高我们自己的能量或意识频率，把粗糙笨重、密度大的能量，转化升华成精细轻快、密度小、振频高的能量或意识频率。

节奏共振应用在人体的各个层次上：

在细胞上，可以将人体内堆积过多的自由基转换成为阴离子。

在肉体上，可以将高度浓缩的，甚至是肿瘤转换成密度较小的健康肉体。

在情绪上，我们可以将比重大而沉闷的痛苦升华成比重小而轻盈的快乐。

在认知上，将负面的批判转换成正面的欣赏，将悲观的看法转为乐观的态度；

在灵性上，可以将人的意识从原本只认同有形的肉体，提高到也能感觉无形灵体的状态，从而唤醒我们的灵性神性，重新和自性本体相联结，最后达到和宇宙合为一体的状态。

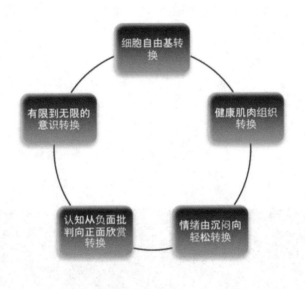

4 觉察呼吸。身体，能量，心念：

觉察呼吸，当你吸气时，有意识地跟随自然的吸气一同进行，让你的意识跟随进去的气息移动，感觉气血的循环；当你呼气时，将意识同深长而又缓慢的呼气一起呼出来，感觉身体的放松和内在的释放。觉察身体，在一点一滴的伸展中，感受自己细微的肌肉拉伸、挤压、放松，使身体的淤堵点疏通。觉察能量，感觉随着体式变化，气血循环加速，能量在身体内的来回流动。觉察心心念念，感悟自己的思维模式、行为模式、生命模式。觉察生活中的每一个当下，行、站、坐、卧间的一呼一吸，一心一念，即人们说的"禅修"。

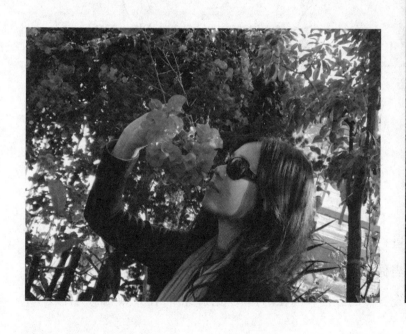

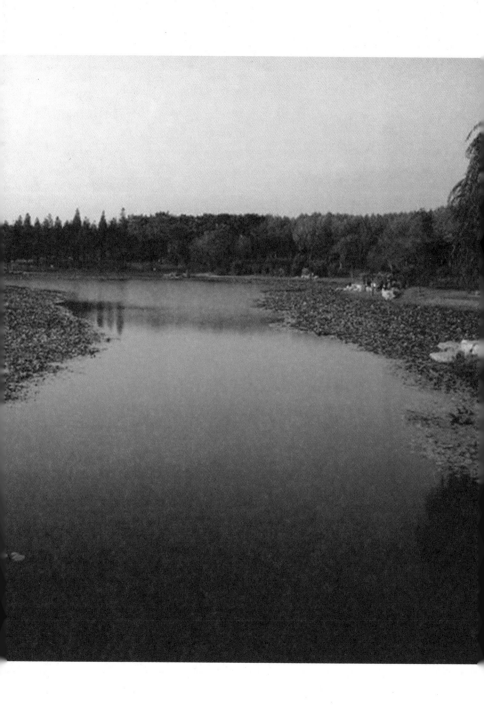

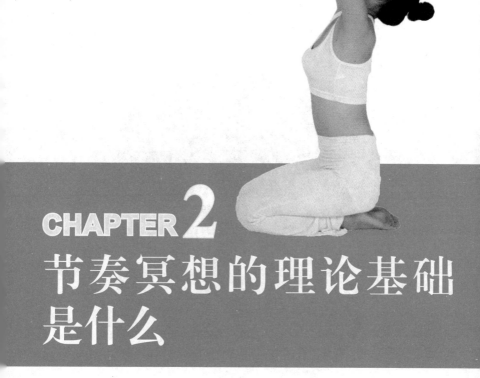

CHAPTER 2
节奏冥想的理论基础是什么

01 五大元素

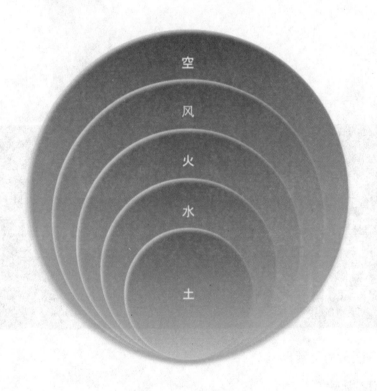

在瑜伽的哲学里，宇宙也好，万物也好，人体也好，都是由"土水火风空"五大元素组成的。

土——代表着原本具有的大地的支持力量；

水——代表自由流动，该有的舒展。

火——是你的 Prana 能量中心。

风——是你的呼吸，从心轮激发爱与慈悲的能量。

空——主导能量带来的极乐、无忧无虑。

从意识和无意识层面平衡五大元素，可以非常轻松、坚定地重获自尊。

（具体有关五大元素体验，请参考下文"节奏步行冥想"）

02 脉轮

　　根据瑜伽哲学，每个人的躯干底部都拥有储存精神能量的地方，即基底轮的所在之处，就像一条卷曲的巨蛇。当我们想发展精神能量时，能量可从基底轮开始，沿着中脉向上攀升，穿过所有主要脉轮。

 ## 根轮 Muladhara（Base）Chakra

　　⊙**基本意义**：位于脊椎底部直肠后方，震动频率最低，与物质界最有关，代表一种原始的、本能的能力，是人或是对于食衣住行等基本需求及安全感，也就是物质上的满足，对维持生命来说，是一种强大的排泄能量，包括，身体，心智，

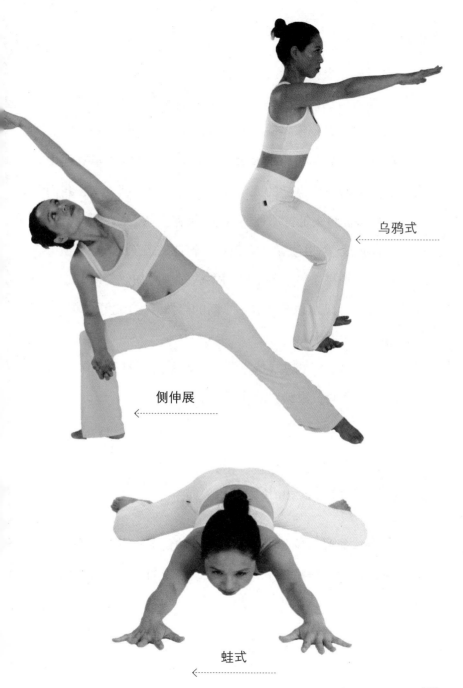

乌鸦式

侧伸展

蛙式

情感。

⊙**对应元素：土**

根轮对应的情绪是恐惧。人类产生焦虑或恐惧的源由，往往是因为基底轮不平衡，而不肯放手。根轮属"土"，如果我们缺乏这种信任的基本本能，能量就无法流入更高的中心。它会阻碍我们自己的完整性，和情感的全面发展，我们会耗掉很多能量去抵抗那种不适感、不安全感。根轮强壮时，信任自动形成，"土"是可以被任意塑造的，在土（老习惯）中加些水（情感），当他们变得柔软时，再加热（即意志、挑战、训练），就可以塑造成一个新的容器。一个健康的根轮，会使好的变化发生。

建议体式：乌鸦式（脚平蹲地上双手前平伸），椅子式，蛙式，虎式踢臀，根锁，前伸展。

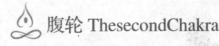

🪷 腹轮 ThesecondChakra

⊙**基本意义：**位于下腹部约膀胱的位置，震动频率高于海底轮，也是喜悦和欢愉升起之处，代表的是创造力及生育能力，与亲密伴侣之间的互动有关。

⊙**对应元素：水（流动的）**

腹轮，相关的元素是"水"，是向低处流动的能量。对应生殖功能，即大自然里第二个最强的力量，以确保所有的生物都能生生不息。腹轮不平衡所产生的疾病有生殖系统问题、经痛、不孕及性方面的问题。代表的情感和激情与喉轮的思想和表达互相刺激与影响。

建议体式：蛙式，猫牛式，眼睛蛇式，蝴蝶式，桥式

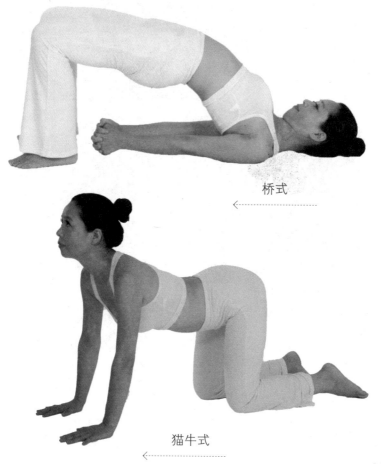

桥式

猫牛式

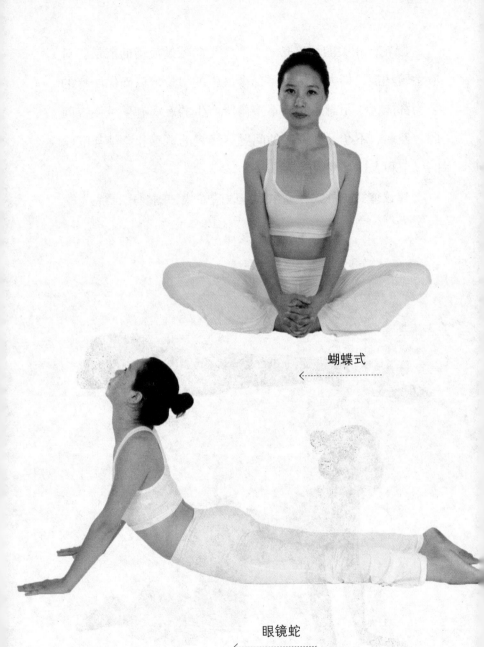

蝴蝶式 ←- - - - - - - - - - - - - -

眼镜蛇 ←- - - - - - - - - - - - -

脐轮 Manipura（SolarPlexus）Chakra

⊙**基本意义：**位于腹腔神经丛即神阙穴（肚脐）与命门穴之间。负责对危机和对负面状况提出警讯，代表的是一种自我的意志中心。

⊙**对应元素：**火（开始的愿望）

第三个脉轮，脐轮连结的是"权力"，当所拥有的权力是以强取豪夺的手段获得时，则此种行为将干扰基底轮与脐轮的平衡状态，换句话说，此即为产生心理问题的源由。所拥有权力愈多，则不想失去的东西也愈多，并将之视为个人生死存亡的主要关键，愈使用权力去克服内心恐惧感的结果，对权力的沈溺愈深，并且想办法在他人身上，烙下彰显自己拥有权力的优越感。当我们认为自己无法掌握权力时，可能会产生暴食症，上瘾症等等，主要原因是认为自己无法掌握情势，觉得无助，使得身体的本能超越理智，以不健康的方式来膨胀自己。

若能净化脐轮的能量，则我们将得到一位仁慈有能力的领导者，享有权力的目的是使世界更加美好，而并非伤害他人，最高的权力是施于无形，是以精神感召他人。为了净化你的脐轮，为了学习妥善运用权力，首先要转化自己的心态，摒除私心，以服务他人为行事宗旨。服务他人的态度能与基底轮相呼应，并形成屏障以保护脐轮。

建议体式：伸展式，弓式，鱼式，横膈膜锁，圣光呼吸法，腹部肌肉训练

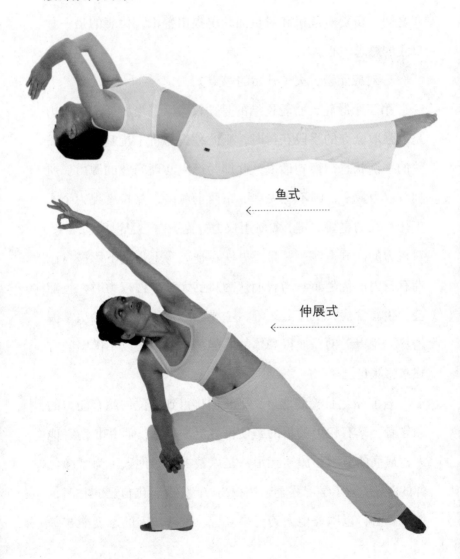

鱼式

伸展式

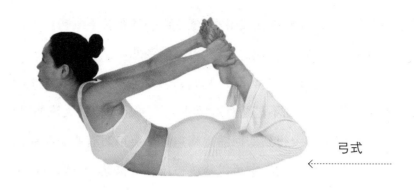

弓式

心轮 Anahata（Heart）Chakra

⊙**基本意义**：位于我们两乳之间胸腔凹陷处，主要意识集中在爱，服务。心轮位于上下七个脉轮中央，是身体的脉轮枢纽，是一个高震动频率的脉轮，对应着较高层次的意识。

⊙**对应元素**：空气

这里所讨论的爱，指的是无私、无条件奉献的爱，更正确地说，即为慈悲心，当心轮被开启，个人与个人对家庭的感情会逐渐升华。在第一到第三个脉轮时，你可能会对爱人说："我爱你，是因为……"，但从第四个脉轮开启，你的爱就像清晨东升的旭日，开启心中慈悲的胸怀。当我们感觉不被爱或爱不够深时，身体上的某些疾病会提醒我们，例如肺、心脏、胸腺（引起的免疫系统问题），心脏方面产生问题的主要因素是感觉被孤立，当一个人愈感孤独，心也会跟着封闭起来，动脉硬化或阻塞，使心脏循环系统不顺畅。因此，应建立服务他人的心态，培养自己的慈悲心。但别认为凡事都该如此，应以脐轮为思考基础，你愿意服务他人，那是因为你的能力够，而不是随意地牺牲自己，成全别人。无论如何，当你付出愈多，得到的回馈也将愈多。笑声对有心脏疾病的人来说是最佳良药，它可以释放被压抑的情绪及能量，微笑时也能帮助释出免疫系统里的 T 细胞至血液中，增强人体的抵抗力。

建议体式：婴儿式（强化心脏肌肉），手臂练习，扭转上身的练习。

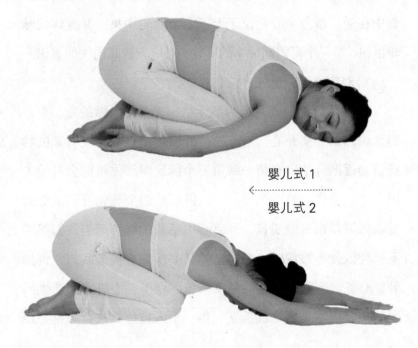

婴儿式 1

←- - - - - - - - - - - - - - - - - - -

婴儿式 2

喉轮 Vishudda（Throat）Chakra

⊙**基本意义**：位于脖子前方的根部，负责沟通和表达我们的创造力，喉轮部位是身体不同能量汇集与具体化的中枢，其所代表的是自我表达和整合的能力。

⊙**对应元素**：空

喉轮，与沟通能力有关。若能妥善开启喉轮能量，便能获得精微的感知，懂得因果。刚刚开始时保持警觉，并且可作到与人之间有效的深层沟通。喉轮阻塞所引起的问题为耳喉鼻器官病症。所有文献都列眉心轮为最重要的气轮，但是一个人最重要的力量是他所说的话语以及说的方式。负面的、丑陋的词语是有效的，正向的、赞美的词语也是有效的。但是人类的和谐是接纳恩典与祝福，而不是消极批判等。在宇宙的任何地方，带着礼仪所说的话语，会给说话的人带来无限的力量。

建议体式：猫牛式，眼镜蛇式，骆驼式，犁式，肩倒立。

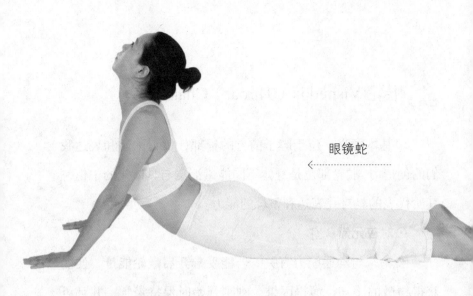

眼镜蛇

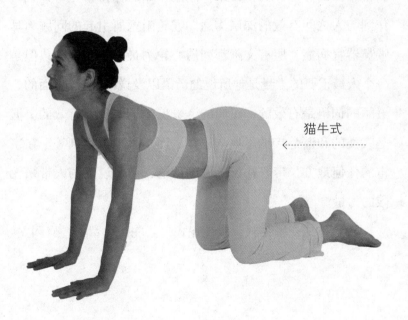

猫牛式

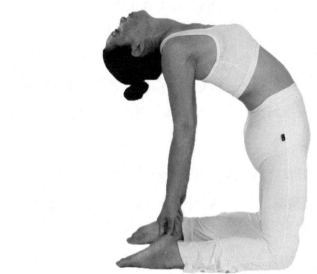

骆驼式
<----------------------------

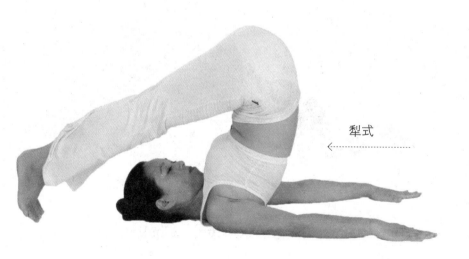

犁式
<----------------------------

眉心轮 Ajna（ThirdEye）Chakra

⊙**基本意义：** 位于双眉中央，是直觉的位置或是所谓的第三只眼，他容许我们表达和确认我们的梦想及想象，理解与智慧，冷静、判断力、洞察力是内心笃定的一种成熟能量。

⊙**对应元素：** 空

眉心轮与开发智慧有关，当眉心轮被开启，心灵层次提高，超越身体及情绪，人类可拥有全然、纯粹及全知的智慧，成为光的一部份。

建议体式： 所有唱颂，口哨呼吸法，关注眉心，前额着地所有体式。

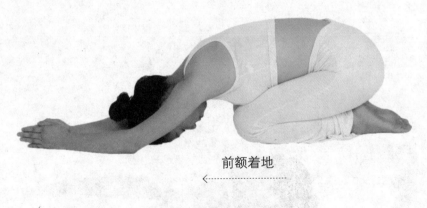

前额着地

 ## 顶轮 Sahasrara（Crown）Chakra

⊙**基本意义：** 位于头顶中央，连接着宇宙的能量，是一种高震荡的频率，是一种灵感，灵性，由内而外一种质的改变，影响的是灵性的提升和启发慧根。

⊙**对应元素：空**

眉心轮和精微的光有关，顶轮和宇宙有关。关键特性是"顺从"。当你向无限的宇宙顶礼时，感受到的是"谦卑"。当第七轮"头顶"置于"土地"上，你的专注力，血液，循环，能量都集中在这里，使顶礼的人得到一种新的广度、力度。其能够促进大脑循环，刺激大脑腺体分泌，有助于吸收所学到的东西植根于潜意识。

建议体式：所有冥想，消除假我，大锁，专注鼻尖。

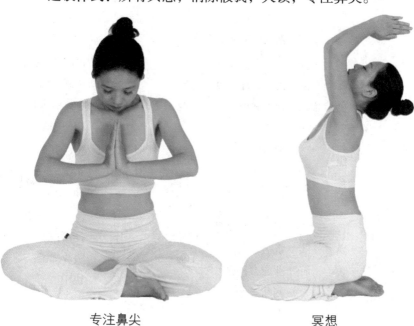

| 专注鼻尖 | 冥想 |

脉轮名称	对应颜色	对应腺体	意义	脉轮位置	失调后产生的疾病	正面意义
顶轮	紫色	脑下垂体	强调天人合一，大自然平衡，展现神性智慧创造法则、平衡左右脑，精神放松。	头顶	欠缺平衡而紊乱，精神疾病。	天人合一，超常的直觉，与宇宙意识沟通，平衡脑部，提高专注力。
第三眼	蓝色	松果腺	强调视觉化、梦想具体化。洞悉宇宙一切奥秘，专注自我能量，看常人无法见事物，解未能解之事。	两眉之间	失明，头昏眼花，视物模糊，头痛头晕，思维混乱。	追寻深层次，打开洞察力，揭示宇宙奥秘。和特异功能相关。
喉轮	青色	甲状腺副甲状腺	强调真实表达，诉说真理、沟通力和创造力之源。	喉咙	扁桃腺、声带以及甲状腺疾病。	清晰的头脑，灵感，平静，良好的沟通和创造力。
心轮	绿色	胸腺	强调博爱，无条件的爱，爱己爱人。	胸部的中间	呼吸系统和心脏系统的疾病。	爱，慈悲，丰富，平衡，和谐。
太阳神经丛	黄色	胰脏	强调权力欲望，求名求利，专业能力，逻辑判断。	肚脐眼上面一点	强烈挫折感，胃不舒服，暴饮暴食，暴力。	逻辑，野心，吸收知识，快乐。

脉轮名称	对应颜色	对应腺体	意义	脉轮位置	失调后产生的疾病	正面意义
脐轮	橙色	性腺	强调色欲，饮食男女、生育，人体自愈能力。	脊椎骨前，腹部里面	膀胱肾脏问题，腹部疼痛，性功能出现问题。	安全感、平衡内分泌、人体自愈。
海底轮	红色	肾上腺	强调脚踏实地、奋斗自我生存，有己无人。	骨盆底部中央，性器和肛门之间	性无能、疲劳，便秘痔疮。	为实现自我，为自己负起责任，不依赖别人，取得权力金钱和地位。

03 根据西方功能解剖理论

　　节奏冥想是指针对人体各大系统功能进行刺激和训练从而调节身体的方法。包括循环系统，淋巴系统，呼吸系统，消化系统，内分泌系统，神经系统，骨骼和肌肉系统，免疫系统。通过配合智慧身体的各大系统的运行，而从呼吸、体式、冥想、唱颂、手印结合饮食生活习惯等对他们予以支持和调整。

　　（具体相关解说见第一章 第6节"节奏冥想的功效是什么"）

节奏冥想是指从 prana、经脉、丹田等方面进行能量调整。

* 菩拉那，是指身体精微的生命能量。

在印度，它被称为 prana，在中国，它被称为气，现代的我们则是将其概称为"能量"。prana 充足时，人会对生活充满热情，呼吸顺畅，心意处于积极的状态。

* 经脉，既不是神经也不是肌肉，而是能量流动的通道。一共有 72 个经脉流动的主要区域，而 72 个中有 3 个主要的经脉是左脉，中脉，右脉。而这三个以中央通道的中脉为主要能量通道。当你振动中脉，就能振动另外的左脉和右脉，同时就振动到 72 个主要穴位，再传递到全身 72000 条经脉，这样整个系统都得以调整。

　　* 能量转换中心，丹田，位于肚脐以下 3 寸（即 4 横指）的关元穴，是生命力的连接，是全身 72000 条经脉的发源地。生命的力量来自丹田，领导力、沟通力、行动力、言语投射的力量都来自丹田。透过呼吸丹田的收缩，激发原本具足的丹田的力量，把无限的力量传递到心轮向无限敞开自己，把无限的力量传递到喉轮表达自己。透过丹田的用力收缩同时舌抵上腭，激发我们的眉心轮，打开我们的第三眼。

05 八支行法

不懂八支，就等于没学过瑜伽，会在修行路上会碰到很多障碍。为了实现"对心的控制"，瑜伽之祖帕坦伽利在《瑜伽经》中提出了瑜伽修行所必须的八个阶段的修法，"八支行法"——

* 持戒

* 精进 / 内制

* 体位

* 调息

* 摄心，制感

* 凝神 / 专注

* 深度冥想 / 入定

瑜伽八分支的基础：是持戒（Not do）和内制（Do）。

持戒（Not do）：是对个人外在行为的道德修养，包括外在四部份：非暴力，真诚，不偷盗，自我克制。内制（Do）是每日体察自己的行为，以净化与"大我"的内在联系。包括内在四部分：纯净 Shaucha，知足 Santosha，净化 Tapas，自我研习 Svadhyaya。

外在四部分——

⊙非暴力：

指人在身、口、意层面不伤害他人和自己。比如：想做好人，而压抑自己，从而累积负能量，从而以无意识状态投射在跟你互动人的身上，形成失衡的互动模式；冷暴力也是一种对人的不尊敬，把人当空气，或者不专注倾听他人的说话，当你习惯不能专注倾听时，就养成了不尊重别人的习惯，当你不尊重别人时，事实上别人对你也不会尊重，于是与人之间沟通的问题就相应产生，因而人际关系就会产生问题和压力，由此导致情绪压力，进而影响饮食和睡眠，导致身心失衡。

⊙真诚：

我们因为对自己的不真诚而投射出别人也不真诚，不坦

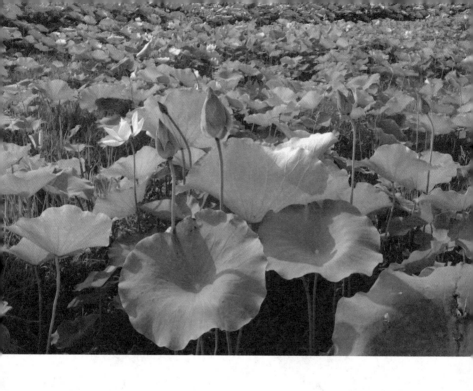

诚，关系和沟通易出问题。我们应该坦诚面对自己、他人和世界，真诚沟通，不要交出自己生命的主动权。对人对己没有评判，否则只是将自己掉进是是非非的漩涡当中，消耗各自的能量，逐渐变得身心疲劳，失去原有的平衡。

⊙**不偷盗：**

不仅仅包括字面意思的不偷拿别人物质的东西，也指我们不忌妒，不怀疑，那只是内在匮乏、没有力量、没有自信的投射。培养自足，充实的心态，祝福他人。用"欣赏祝福和爱"代替"羡慕嫉妒和恨"。

⊙自我克制:

调整也是一种自我克制，所有问题的根源是恐惧、纠结。生命是被妥协和负面情绪的积累所摧毁的，只有你有觉知了，才会知道是该放下了，不再折磨自己了。突破黑暗恐惧，突破愚昧无知，进入光明，活出生命本真的具足、丰盛、喜悦!

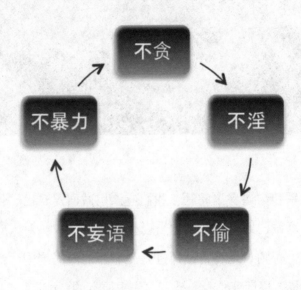

内在四部分——

⊙纯净 Shaucha:

指心智、思想、言语的平衡和身体洁净。想获得纯净应时刻保持觉察：看见，转化，宽恕，原谅。

⊙知足 Santosha:

感恩、接受、臣服，无论成败都要保持淡定、知足常乐。
要谨记当关系里有需求时，一定不是爱。

⊙ **净化 Tapas：**

热情、决心、承诺、苦行，使人拥有灵性战士的意志，
战胜一切困难。净化需要对于练习的强烈愿望,生命才能转化,
并改写生命轨迹。

⊙ **自我研习 Svadhyaya：**

是指沉思、冥想、扩展知识。

06 节奏冥想常用到的技巧：手印和身体锁及其功效

✦ 手印及其功效

　　手印，是一个能锁住、封住和引导能量流和大脑反射的手势。手的每一部分都联系着身体和大脑的某部分，并代表不同的情感和行为。手指是我们连接自己内在，向身心系统输入信息的键盘。

　　1）智慧手印 Gyanmudra-passive（阴性）：拇指尖和食指尖相触，激发知识、智慧和计算能力。食指的能量和木星有关，代表扩展，带来感受性和平静。

　　2）智慧手印 Gyanmudra-active（阳性）：拇指背面压在弯曲的食指上面，在强烈调息练习时常用。

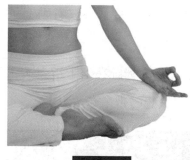

智慧手印

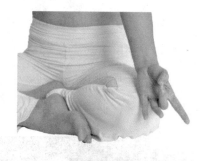

耐心手印

3）耐心手印 Shunimudra：中指触碰拇指尖，带来耐心、洞察力、奉献。中指联系着土星，代表工作的主人承担的勇气。

4）太阳或生命手印 Surya ／ Ravimudra：无名指尖触大拇趾，带来能量的更新，神经系统的力量，健康和获胜的力量。无名指联系太阳（能量，健康，性）与天王星（神经系统的力量，直觉，变化）。

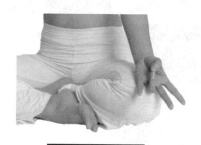

太阳或生命手印

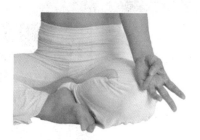

菩提手印

5）菩提手印 Buddhimudra：小手指（水星）触拇指尖，带来清晰和直觉的交流能力。

6）菩萨手印 Buddhamudra：女子左手掌心放右手上重叠（男子相反）。

7）金星锁 venuslock：女子左手大拇趾在上十指交叉，引导性能量，促进分泌腺体平衡，冥想时带来专注力。

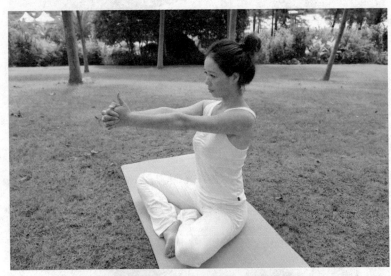

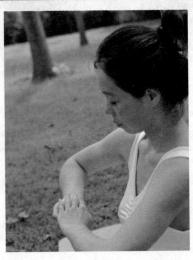

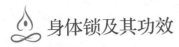 身体锁及其功效

身体锁指封闭身体不同区域，引导 prana 和 apana 能量经过特定通道方向，累积练习功效的技巧。

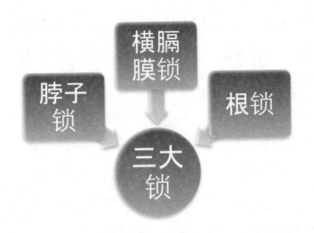

小 贴 士

Prana：聚集在心脏底部和脖子底部之间的区域，精微的生命能量。

Apana：身体向下清洁的能量。

1）脖子锁 Jalandharbandh：脊柱挺直，胸部抬高，伸直颈部背面，放松脖子和喉部肌肉，脸部眉毛放松。所有体式、冥想、唱颂和大多数呼吸练习都要用，除非特别说明。

攻效：封住从脑干上部产生的能量，减少呼吸造成血压变化产生的晕眩，使得内在保持专注不受干扰，引导能量流进入中央通到而不会分散到耳眼等，让心脏平静能量自然流动，加强内分泌浓度。

2）根锁 Muibandh ／ Rootlock：脊椎根部的水压阀，调节平衡直肠、性器官、丹田，收缩肛门，生殖器，丹田（下腹部，肚脐拉向脊椎）

功效：在肚脐区域通过改变向下流的 apana 方向，使向下的 prana 和 apana 融合而产生一种内在的热力 tapa，使通向中脉的门户打开，这样能量就能沿着中央通道向上流入脊椎，能开启从粗糙向精微转化，能刺激脊髓液正常流动。

3）横膈膜锁 Diaphragmlock ／ Uddiyanabandh 只能完全呼气后再做，吸气后完全呼气，挺胸把整个腹部向上向后拉，丹田也向上拉但不收缩，胸椎下部和腰椎向前推，保持10 ～ 60秒，内在沉着平静。松开时放松腹部，再慢慢吸气，但不要松开脖子锁。

功效：按摩肠道和心脏肌肉，刺激身体清洁功能，可以使人返老还童、延缓衰老，脖子锁有助于保存月亮中心能量，横膈膜锁有助于保存和强化太阳神经从太阳中心能量，强化火元素并打开心轮，从而更具仁慈，同情心，耐心。

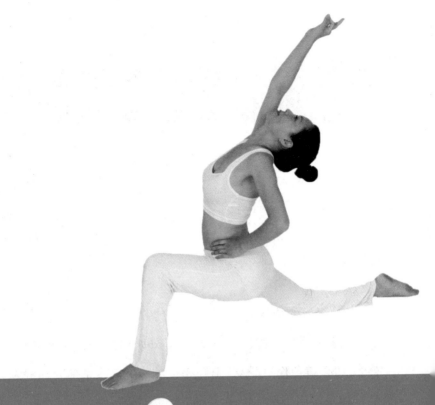

CHAPTER 3
课程准备与注意事项
禁忌常见误区

01 节奏冥想前期准备

1️⃣ 尽量保持室内安静、安全、空气清新流通、没有污染。如果选择山海林泉之间，或者是郊外旷野之处，要避免有野兽、毒虫，避免伤风受寒，避免坐于冰冷的石头上使寒邪侵入，最好随身备用坐褥，毯子。

2️⃣ 穿着宽松舒适的衣服，最好是白色或浅色，因为白色结合了所有的色彩的能量，且能加强磁场和能量圈。光脚练习，让能量通过脚底顺畅地与外界能量交换，选择坐褥用来垫在臀部偏后侧（垫高4～6厘米）。

3️⃣ 选择光线柔和的场所。太明亮的光线不适宜，初学静坐的人，光线太强的地方不能坐，容易散乱神智，因为光线会刺激眼部神经，不得安详，脑神经也不能安静。太暗的地方不能坐，容易使人昏沉而陷入睡眠状态，而且有些胆子小的人还可能会引起恐惧感，所以光线要恰到好处。这会因性别、体能和年龄而有不同。

4 准备一瓶温水，一些练习后需要补充水分以促进身体的清理排毒，使之更好地代谢循环。

5 头发尽量扎发髻于头顶，一方面不会干扰练习，一方面便于引导能量向上提升。

6 练习时间最好选择在黎明前，其次是在夜静时，一是不防碍工作，二是人声寂静的时候可使人心神宁静，不易为外界干扰。有一定练习经验的朋友，也可选择中午或黄昏。

7 要与外界隔离。冥想期间，应当杜绝外界联系，最好关闭手机等电子产品，事前安排好一切经办的事情。

8 要饮食有节，不过饱，不过饥。饱食会使胃肠不易消化，身体懒散、松懈，胃肠加倍工作容易产生疲劳，使气满浮躁上行，不得安宁，但饮食太少，营养不够，则造成身体虚弱力衰，难以有成效。也不要吃过于刺激或者太难以消化的食物，平日要注意口味清淡，浓厚的酸甜苦辣香咸，刺激味觉神经的食物都不宜。

9 注意睡眠休息，但不要睡得过多，多则精神困昧，不利于静坐，少则体力不能恢复，精神恍惚，易瞌睡，也不宜静坐，不要在很困、很累的时候静坐，甚至试图以静坐代替睡眠，这样做会养成静坐时堕入昏昏沉沉的条件反射。

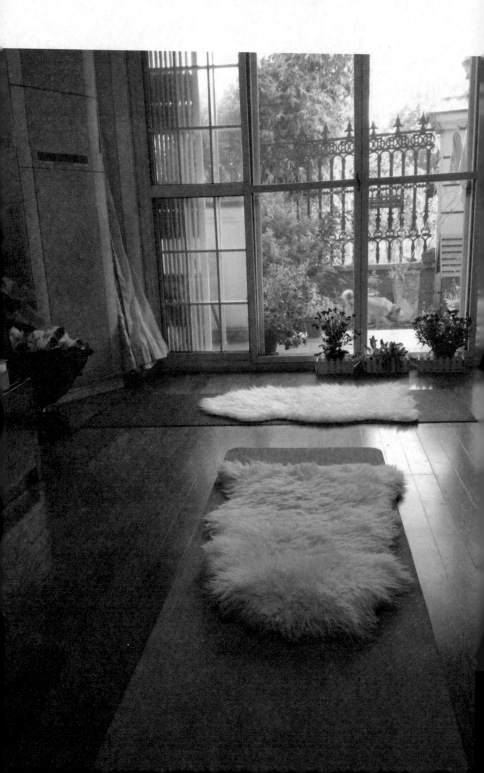

⑩ 净化身心，事先解除身体负担（如排除大小便）和心理负担。有心理负担的人，必须先在老师指导下清除。平时要学会放下怨恨、嫉妒、仇怒、奥悔、悲哀、忧虑、恐惧等等。这些念头会障碍修习的进步，有条件的可先沐浴，如睡前沐浴后再进行 20 分钟冥想。

02　节奏冥想中注意事项

1 选择确定不会被干扰的时间和地点，最好在每天固定的清晨 4 ~ 7 点，或傍晚 4 ~ 7 点比较理想，这样冥想的能量会积聚起来，在以后的冥想中会容易进入冥想状态。

2 七支坐法：

＊常用简易坐或莲花坐或金刚坐。

＊脊柱竖直，但不用力。

＊常用智慧手印。

＊双肩略为张开放松。

＊下颌内收，可抑制大脑思虑。

＊双眼微闭观眉心（或下巴，或鼻尖，或头顶）。

＊舌头轻轻抵住上腭，上下牙齿略微分开。

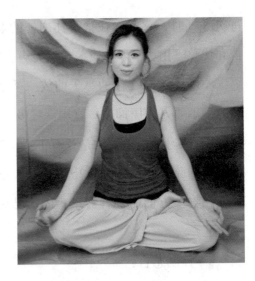

③ 意念跟随呼吸。专注呼吸的平稳，眼睛微闭观眉心，会更好地进入状态，全然地保持觉知，从而更好地训练觉知，提升觉知。可以选择自已喜欢的音乐和坐姿，感觉舒适最重要，这样会帮助你打败心思的懒惰和散漫，精神可以更快地放松和平静下来。不要讲话，讲话时会扰乱心神，干扰集中力。

④ 放松全身是节奏冥想的金钥匙。体式中越需用力的地方越要放松，不需用力的地方更是要全然放松。心态放松、呼吸放松、大脑放松，让自己放空。

⑤ 鼻吸鼻呼。让呼吸有规律地进行，先做3～5次深呼吸，然后让呼吸平稳下来，最后感觉呼吸若有若无。每次吸气时，可以感觉你正带着无限的安宁进入你的身体，感觉你正从宇宙内吸入能量，或感觉你在吸入的是无尽的喜悦。

每次呼气时，感觉你在把身体内外的烦躁、悲伤、恐惧、痛苦和忧愁呼出去。呼吸应该自然无声、均匀缓慢、深长细致、绵绵不断，这时在你的鼻子前放一条细线也应该是完全不会动的，不要人为压抑或一直用深呼吸。

6 练习中最重要的是要有正法。就是需要有正确见地，走正确的路。相反如对欲望很执着，不惜一切代价只为满足个人在物质方面的种种需求，固执己见等等，便会离目标越来越远。

7 控制感官：

* 在冥想时要有信心，心上出现各种无论好坏的情绪，只需看着它来，看着它走，就像天上的云飘来了，也会飘走，不要去跟随，不要执着，保持超脱不受影响的态度，如感觉身体在晃动，或看到各种光，听到外界音响，保持觉察但不受干扰。

* 不要执着于追求身体及意识出现的特殊情况而让身心散乱，要顺其自然、循序渐进，切不可自行做主、急于求成、更不可妄求什么"超能力"。

* 冥想有时候很容易进入状态，有时候又很难进入状态，难入状态的时候不要沮丧，只要坚持下去你会逐渐进步的。把感官内收，把注意力放在呼吸上，任由思绪自由来去，只是静静地看着就好。

"你的习练就好像养鸭一样，你的责任便是喂它和给它水，不管鸭子成长得快或慢都是鸭子的事，与你无关。放下，然后尽你自己的责任，你的责任就是坚持习练，速度或迅速或迟缓，清清楚楚即可，别去强迫它。"

——阿姜查

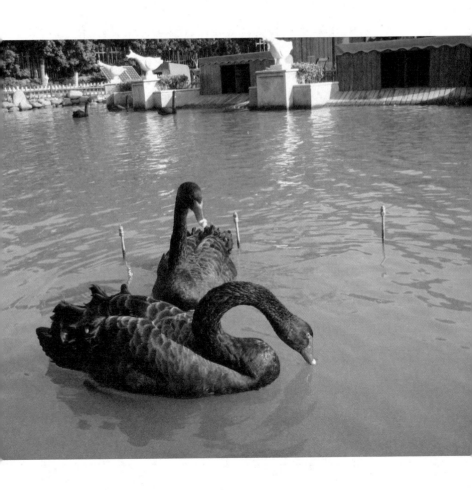

＊在初期学习者遇到的问题，常会因感到舒适而昏昏欲睡，若是如此，不要硬逼自己不睡或拼命强迫自己，若是想睡就去睡一会。练习时四肢会有酥麻感或沉重感，这是正常现象，而刚练习时，偶然会有头晕或头部麻麻、胀胀的感觉，在身体方面也有痒、颤动或温热感，属正常现象。

＊若感觉不适难以忍受，随时可以停止练习，张大眼睛完全清醒过来。经过一段时间的练习，游离的思想状态会慢慢地消失，最终进入纯净的冥想状态。

⑧不要急于求成，不要期望在很短的时间内就达到预期的效果，要持之以恒，不可略有进步就便生懈怠之心，否则会前功尽弃；冥想是一种生活方式，就像吃饭、睡觉、排泄一样，要补充能量，也要清除身心毒素。

⑨关于时间长短，在练习的初期不要强迫自己进行长时间的练习，第一个星期练习每天 5 ~ 10 分钟就可以了，熟悉之后慢慢延长时间，这样就能逐渐建立起自己的耐心、信心，可以慢慢一天多次练 10 分钟左右。

⑩注意保暖。避免冷风直吹身上。因为打坐时浑身的关节都是打开的，寒气容易乘机进来。打坐除了腿要用毯子或布包好，肩部、背部、腰部的保暖也要注意，特别是夏天，

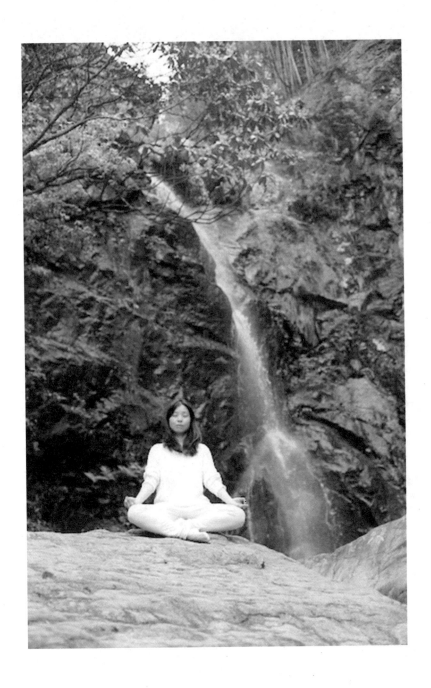

不要贪图凉快直吹空调。

⑪ 如遇急事发生，切记不可以骤然起身行动，而要在冥想结束后慢慢起身。

⑫ 我们很容易进入这样的误区，认为我们能在冥想中能看到、听到什么等等，在这种欲求的状态下是不可能真正进入冥想的状态的。在冥想之中是你与自身潜意识层面的交流，必须放下进行冥想的动机。

⑬ 坚持是最重要的，有计划的循序渐进地进行练习，要不断浇灌并呵护自己的生命之树。

坚 持 是 王 道！

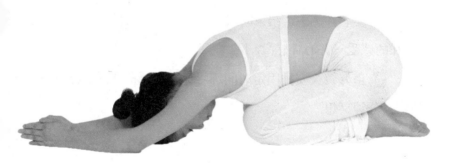

1 鞠躬的奥秘。结束练习时，学生和老师同时合十鞠躬，额头触地，作为一种尊重和感激，要时刻尊重自己、尊重他人、尊重生命；感恩自己、感恩他人、感恩生命。鞠躬是一种能够促进大脑循环、使腺体分泌的练习，让头部低于心脏，这是超越头脑接纳潜意识，使内心完全敞开的方式。

[2] 如何收功？练习完毕后，不要马上起身。可轻缓摇动双肩、上身，再搓热双掌，抚摩面部及头部，然后松开双腿，按摩膝关节和有麻痹感的部位，然后身体徐徐弯下，吐出腹中积气，双手顺着双腿慢慢按摩至脚掌，特别是足三里、三阴交、涌泉穴等要反复多次按摩，经过三五分钟缓缓起立走动，先慢后快，可使积气散发，以免滞留体内，发生气结肚胀等毛病。

[3] 练习后尽量持续更长时间保持觉知地走出教室，走进生活，尽可能长时间地维持这份内心的祥和、宁静、喜悦、觉知。

[4] 0.5 ~ 1小时以后再进食。练习中，消化器官得到充分的按摩，需给予一定的时间调整，从而最大限度地保护和提升器官机能。休息0.5 ~ 1小时后再洗浴，练习后体感非常敏锐，短时间内应避免忽冷忽热的刺激，留一些时间让体内能量完成整合。

[5] 要心怀感恩，结束时候要记得冥想自已内在的喜悦与祥和的感受，并心怀感激。

[6] 最好每天安排固定时间练习，如起床前或睡前沐浴后做20分钟冥想。

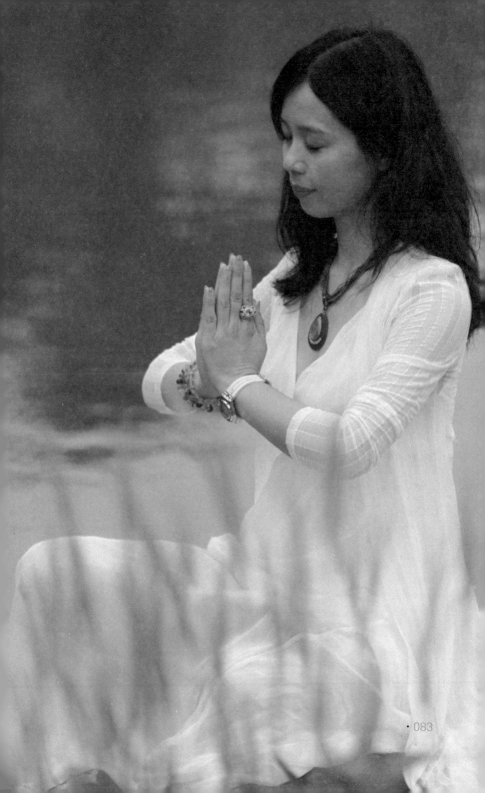

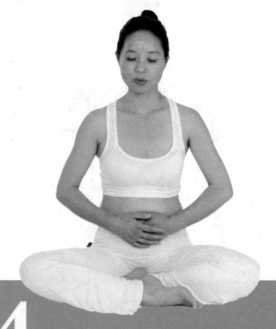

CHAPTER 4
节奏冥想分类介绍与功效（附图）

01 节奏体位法冥想

身体与心灵对话，超越限制，进入无限

节奏体位法冥想就是通过体位法，让身体与心灵进行对话，促进身体与思维意识的整合。籍由改变你的姿势，引导意识跟随呼吸进入你的内在。当姿势改变后，自然会牵引身体不同部位的肌肉移动，自发性的意识会跟着转换。就是让你通过有意识的各种姿势变化，使意识跟随身体一起移动。在动作与动作变换之间，保持全然专注于自己的内在知觉，觉知地动作并一次次超越身体的限制、思维的限制，从而扩展自己进入无限，走向觉知智慧大门的修习。

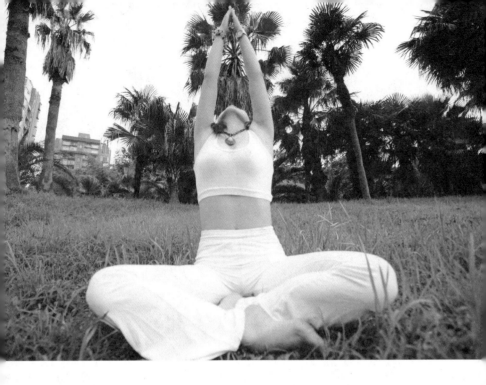

体式与生命哲学的领悟

　　透过身体节奏的律动，很多体式会提示你一些生命的哲学，比如：手臂和脊柱努力向上延伸时，我们需要不断提升自己，让能量流动，比如战士1式，感觉自己内在充满了勇气、自信，像一位英勇的战士一样突破艰难，去迎接生命的一次次挑战。

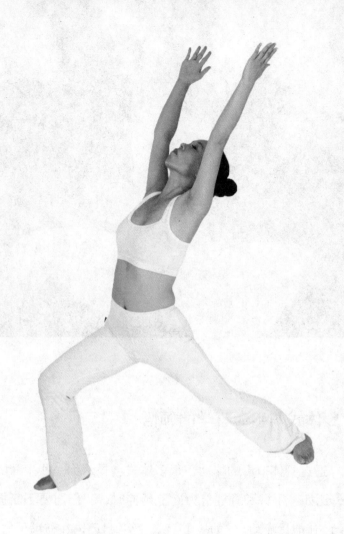

再如：手臂向两侧大大地快速画圆圈时要配合丹田呼吸，感觉自己像一只在遥远的高空自由自在翱翔的雄鹰，胸部的打开预示着内心的敞开，只有内心敞开了，才能让一切美好流进我们体内。

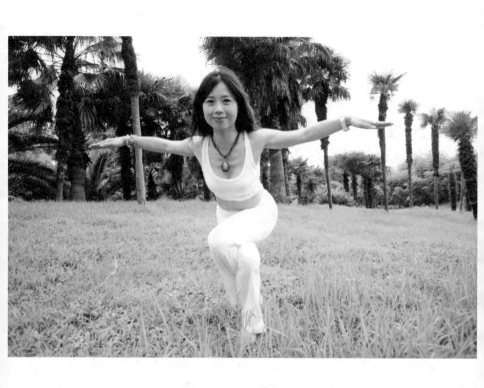

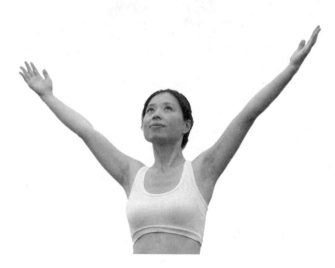

༄ 妄念与五毒，烦恼的根源

让我们消除"妄念"，放下"执着"。而"妄念"是心生烦恼的根源，"妄念"来自五毒，即贪心、嗔恨心、愚痴、傲慢、忌妒怀疑。

认清你的烦恼，觉察烦恼来自五毒的哪一毒，再对症下药。

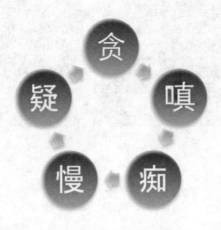

༄ 消除妄念 放下执着 看清颠倒

由于对事物的执着，相信眼耳鼻舌身意感受到的一切，而产生与事实真相相反的认知即"颠倒"。敞开我们的心，可以让我们更加专注于内心，跟自己连接，跟更高频能量连接。

向宇宙敞开自己，向无限敞开自己，真正的力量，来自于平衡，健康，智慧的身体。

消除妄念！　放下执着！　看清颠倒！

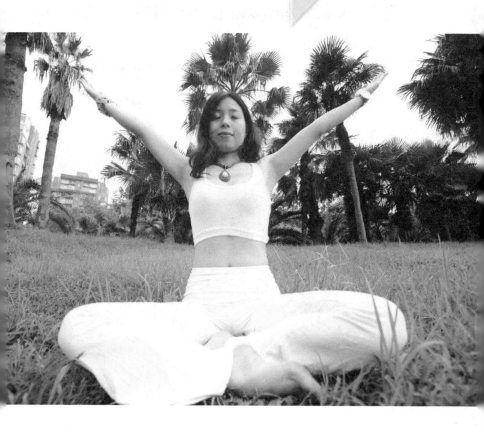

定静生慧宁静致远

透过身体节奏的律动，让头脑停止思考，进入一种定静生慧、宁静致远的状态。在身体与呼吸节奏的律动中，慢慢按摩你的内脏器官、经脉，滋养全身的每一个细胞，转化长期以来积压在身体里的负面能量（能量只能被转化，不会消失）。而情绪也只是一种能量，低落时能量不能畅快流动甚至被卡住，节奏的移动可以让自己体内能量流动，气脉自然畅通，感觉神清气爽。

请在一次次带有觉知的伸展中感受自己的细微肌肉的拉伸、挤压、放松；请在一次次带有觉知的体式保持中，利用

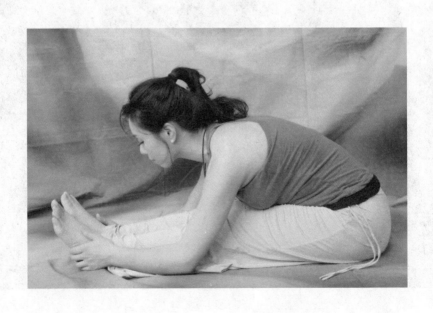

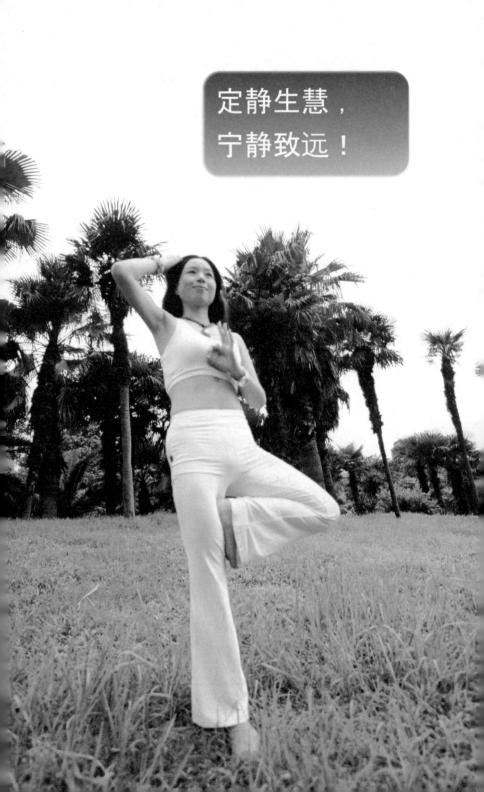

定静生慧，
宁静致远！

自身重力对特定部位施压，让自己身体淤堵点逐渐疏通；请在一个个带有觉知的呼吸中，感觉能量随着体式的变化、气血的循环而流动起来；在一个个带有觉知的体式中，觉察自己的平衡、提升与放下。

🔥 关系的整合

通过体位法节奏冥想的练习，促进关系的整合。透过冥想引导，体验生命的智慧与瑜伽的哲学。在某个层面来说，是为了让自己的身体以更美好的姿态展现，这也喻示着你会

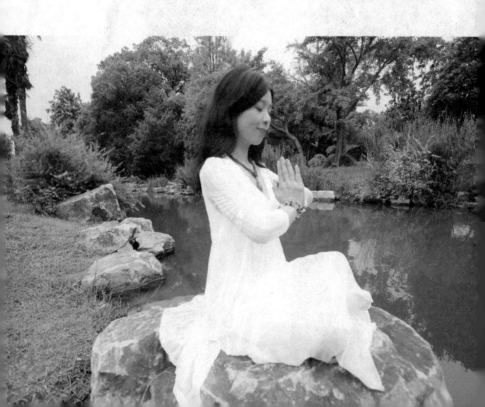

在生命中去选择每一个美好的姿态展现完整的自我。当自己的身体和内在感到祥和时，我们和自己的关系，与子女的关系，与家人的关系，与宇宙之间的关系才能越来越和谐。

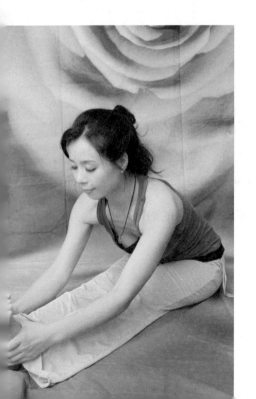 倾听

透过身体节奏律动，可以倾听到你身体的声音，倾听智慧的身体向你发出的各种信号，比如最常见的胃部不适，你可能渐渐会觉察到当某一个念头在大脑或心上出现，或仅仅因为别人的一句话，一个眼神，不良的情绪就马上会蹦出来，

而引起胃部或胸口等部位的不适感。这时候也许是因为妄念纠结某件事，使你智慧的身体在提醒你时而产生疼痛的，当你一直听不懂身体的信号，身体则会反复提醒你，久而久之造成病痛。

遇到这种情况，单吃胃药是没用的，要改变的是你的不良情绪。就像很多学生考前会容易感冒，这是智慧的身体在提示你说：你紧张了。这是心念投射给身体的反应，当你内在是什么样的，投射给身体就是什么样的，这是很有威力的来自内心的反馈。可以通过觉察"内心的投射"带领我们连接真正的自己，连接真正自己的内在，连接自己内在智慧的"高我"或"超我"，即连接自己内在的"神"。

🕯 沟通

透过身体节奏的律动，我们要向身体学习沟通，用体位法节奏冥想带你连接自己的内在，连接自己的每一个细胞，连接自己更高频率的意识，去发现自己、认识自己、接纳自己、认可自己并勇敢地爱自己。只有让自己的内心充满爱，才能让那满满溢出的爱流向家人，流向身边的人。

爱就是一切问题的答案！

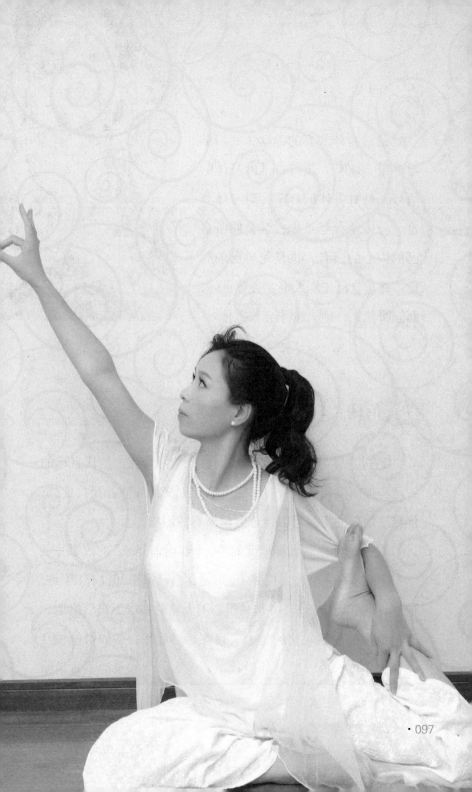

☯ 尊重

透过身体节奏的律动，我们学习尊重、倾听，倾听自己的身体的信号，是对身体的尊重，对身体尊重，身体才会尊重你；学会倾听自己的内心的声音，也是对自己的尊重，尊重自己，别人也才会尊重你，而倾听他人，他人也才会尊重你。

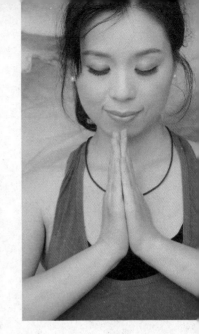

☯ 信任

透过身体节奏的律动，我们也要学习信任，信任自己的智慧身体所发出的信号。信任他人，让你变得纯洁、清明、智慧、优雅。信任的力量可以带你穿越所有的困境。

分享老师在瑜伽经早课的"一个邻居借斧子"的故事——

从前，有一个人要用斧子，可是他自己家里却没有，于是，他打算向邻居借斧子，可是又担心不太熟的邻居不肯借给他。于是他在前往邻居家的路上一直在胡思乱想："如果他说自己正在用怎么办？要是他说找不到怎么办？如果他不肯借给

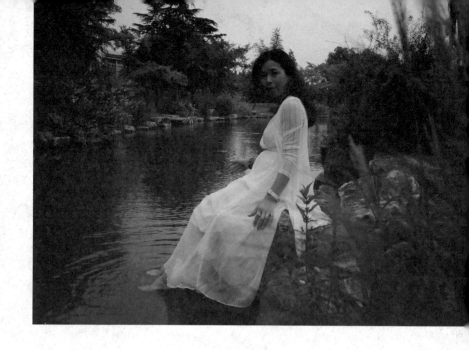

我怎么办？"

这个人后来越想越多："邻里之间应该和睦相处，他为什么不肯借给我？假如他向我借东西，我一定会很高兴地借给他。这个人真是太小气了！哼！"

最后，这个人越想越生气，于是等到敲开邻居的门后，他说的不是"请把你的斧子借给我用一下好吗？"

而是张嘴说道："呸！留着你的破斧子吧！有什么了不起的，我才不借呢！"

说完，他就气呼呼地走掉了，结果弄得邻居莫名其妙！

所以说我们要透过身体节奏的律动，学习一切美好的事情。

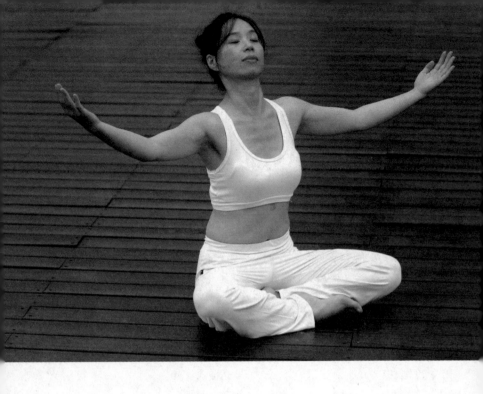

🕉 接纳

透过身体节奏的律动，我们学习接纳。

接纳自己身体的任何状态，接纳自己生命的任何状态，接纳自己的不完美，接纳自己的阴暗面，没有比较、没有评判、没有标签。接受别人，接受自己，才是真的爱自己。现在请接纳一切，接纳宇宙万事万物吧，因为你遇到的一切都是最好的安排！

02 节奏呼吸冥想

 "行—站—坐—卧"间放松的随身法宝

请有意识地自然地鼻息鼻呼，当你吸气时，有意识地腹部放松，让你的意念跟随吸进去的气息通过鼻腔、气管、肺的上端，直达肺的底端；当你呼气时，有意识地腹部内收，让你的注意力专注于从肺部底端开始把废气浊气排出体外，这是入门呼吸法之腹式呼吸，又叫丹田呼吸法。横隔膜呼吸法，就是通过横膈膜的升降来吸气和吐气，这是在"行—站—坐—卧"间放松自己的随身法宝。

即使是一次呼吸你也不要漏掉，全然地关注自己的呼吸，通过一次次呼吸一次次扫描身体，看看还有哪个部位没放松，就把意念和呼吸引导在那去放松它。当你的意识在专注呼吸，

•101

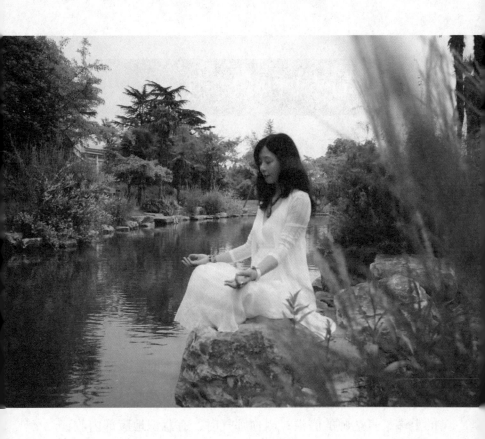

意味着不要有任何念头，因为念头会分散你的注意力。

可以结合手印，封锁住并引导能量流和腺体分泌，手的每一部分都联系着身体和大脑的某部分，并代表不同的情感和行为。手指成了我们连接自己内在，向身心系统输入信息的键盘。这里不是说去停止思想，而是去有意识地觉察呼吸。这样思想会慢慢静止，一念取代万念。

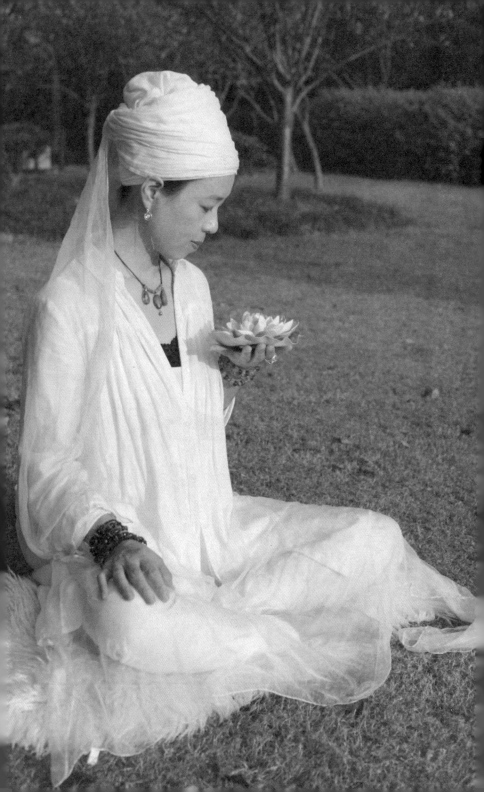

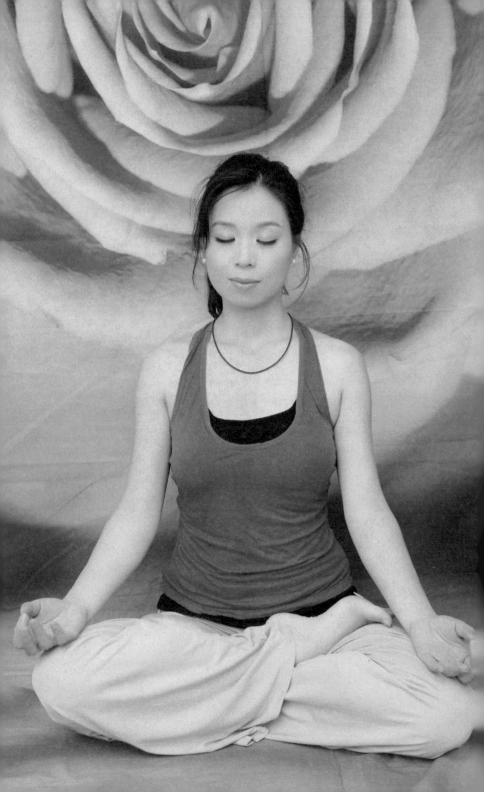

稳住呼吸的妙处

稳住你的呼吸,当呼吸不稳定时,人的思想会游离不定,人的意识就会慢慢偏离中心,失去平衡,最可怕的就是很可能陷入妄念或大脑编织的虚幻世界,一旦被卷进这颠倒是非的妄念漩涡当中,人的思想就会偏离中心。

 ## 做呼吸的主人

做呼吸的主人,呼吸是连接你身体和心灵的桥梁,任何时候,专心于你正在做的,不管你是在洗衣、烧饭、拖地板,还是在工作、学习、运动,请随时观注自己的呼吸,如果忘

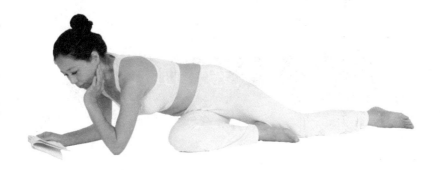

了就在想起来时再关注它。

你会发现，你的每一个当下都是那么的快乐，真正的幸福就那么简单，只要关注你的呼吸，让你的身体和心灵透过呼吸保持连接。透过呼吸随时保持跟自己在一起，你会发现，会永远默默支持你、守护你的人就是你自己。

也许你没留意，你的呼吸会随着情绪而改变。当你生气时，你会以短而急促的方式呼吸。试着去观察你生气时的呼吸，然后试着在生气时以深长而缓慢的方式呼吸，你会发现，你将自然而然地不生气了。当你心存爱意的时候，也请留意你的呼吸，它的节奏是那么的轻柔和谐，就像你此时内心的内心感受，甜丝丝、美滋滋。

如果你可以成为呼吸的主人，你将得心自在，你将成为情绪的主人，而非情绪的奴隶。顺便看看中国古人怎么造字的，"怒"就是"心"＋"奴"，"忍"就是心上一把刀，"恕"是"心"＋"如"即心如意了。

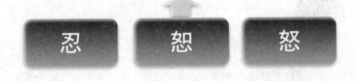

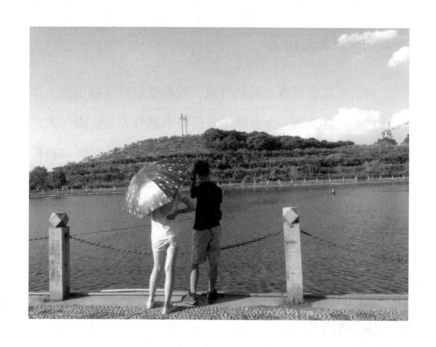

☸ 呼吸是介于你的意识和潜意识之间的桥梁

呼吸是介于你的意识和潜意识之间的桥梁，事实上你无法做出与当下的呼吸无关的行为。你的潜意识持续改变呼吸的韵律，如果你能觉知到这个韵律和它微妙的变化，你就可以觉知到潜意识的根源，真实地认识自己。透过呼吸的韵律可以了解许多和你有关的事实的真相。

✦ 用呼吸支持你

只需要能够觉察到你的呼吸，而你觉察呼吸越细致，你就越会变得有觉知，你会感觉自己越来越有力量！当你大多时候保持有意识地吸气与呼气，你会发现，很多时候会自然而然地做出智慧的决定。

渐渐地你会到达你的中心点，连接到真实的自己，真正的内在。你会越来越有勇气地、坦诚地面对自己，面对一切。突破自己内在的恐惧，这是所有问题的根源。这时候能帮到你的只有一件简单的事情，那就是"呼吸"，用"呼吸"获得战胜一切的力量。

✦ 有意识地觉知地呼吸

有意识地与呼吸的节奏一起移动，在你内在将创造出一个觉知的中心，当你的觉知能与呼吸融合为一体，觉知就开始进入你的每一个细胞。如果你能觉知你的呼吸，一个也不漏掉，连续的哪怕只有 10 个、50 个、100 个，你的身体能量已经被提升；即便只有一个小时，持续地有觉知地呼吸，一个也不漏掉，你已经进入了无限，连接到了宇宙无限的智慧

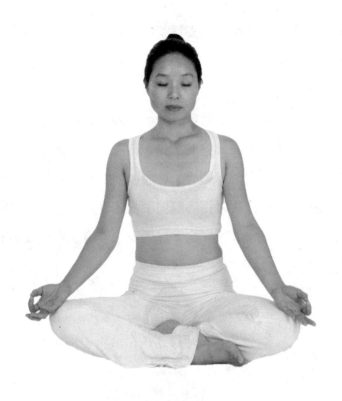

与力量，或者说你很可能接近开悟了。记住：一个也不要漏掉！
一个也不要错过！有意识地觉知地呼吸！

从生理学角度看呼吸

从生理学角度看，或许你认为呼吸只是净化血液，刺激
神经，其实大多数的呼吸并不正确，大多数人只用到身体上

部很浅的部分去呼吸。很多情绪出现而消除不掉的时候，其实只因为你的呼吸方式是错误的，你的呼吸没有长度和深度，更没有力量。

　　记住，眼睛微闭，做深长呼吸才叫完全呼吸：请感觉吸气时从下腹部到上腹部隆起放松，胸腔扩张，最后吸足气至锁骨上升，呼气时放下锁骨，胸腔收缩，到上腹部，再到下腹部收紧。感觉吸气时横隔膜向下扩张，呼气时横隔膜向上收缩。让整个呼吸非常顺畅，好像一个波浪轻轻从腹部波及

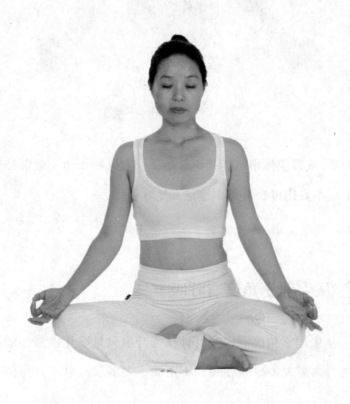

胸膛中部再波及胸膛的上半部，然后减弱消失。

这样持之以恒的锻炼可以加强 8 倍的肺活量，使人的耐力与气量明显提高。一旦能练到一分钟少于 8 次呼吸，脑垂体会开始自然分泌；如果练到每分钟呼吸次数少于 4 次，松果体的功能就启动，这时自然就会进入深沉的冥想状态。在深沉冥想状态下，可以有效清除轮穴中能量的堵塞，激活并净化神经通道，加快情绪和身体的治愈力，加快对潜意识习惯模式的破除，增强面对消极和控制情绪的能力。

⚘ 呼吸与情绪

即便是身体某个部位经常感觉不适或情绪低落到了谷底，定静下来，做几次深长呼吸，再慢慢进入均匀缓慢的节奏，跟自己内在连接，跟自己身体的每一个细胞连接，透过一次次均匀缓慢的深长呼吸，一次次扫描身体的每一个部位，你将进入无限，跟宇宙连接上！这时候"奇迹"立刻会出现，你已经置身于宁静、祥和、舒适的幸福体验中，这种幸福感会在哪怕前一分钟还在痛苦的情绪下，随着你的觉知呼吸，进入定静、放松、呼吸，进入超然。

神奇吗？其实很简单。只是也许你需要长一点的时间，几分钟或十几分钟或更长，请对自己耐心一点。

透过呼吸觉察你的内心，看着心上的情绪画面来来去去，随着外界一点一滴映入眼耳鼻舌身意而产生的起伏波动中，你可以透过觉知地节奏呼吸修炼，采取保持超脱不受影响的态度，尽可能地平静淡定，身体才会保持平衡，修心、修行、修身，只有通过修正心意改变行为才能真正有效地修复身体。

养身先养心　修身先修心

03 几种常用的呼吸法

（一）腹式呼吸法：

又叫丹田呼吸法，或横膈膜呼吸法。鼻息鼻呼，吸气时，气体从鼻腔吸入肺的底部，随着吸气量的加深，胸部和腹部之间的横膈膜就向下降，腹内脏器官下移，小腹会微微隆起；呼气时，腹部向内、朝脊椎方向收，横膈膜自然而然的升起，把肺部底端的废气浊气完全排出体外，内脏器官复原位。通过肺吸入充足的新鲜氧气滋养全身，促进心脏血液循环并且通过血流将能量送至身体的各部。它可以温和地按摩胸部、腹部内脏器官，增强其功能，使身体和心灵得到充分的放松。

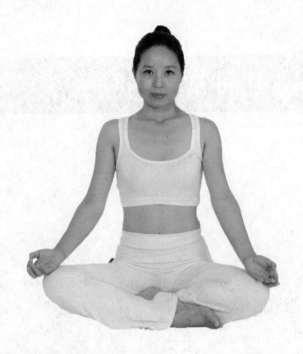

（二）胸式呼吸法：

鼻息鼻呼，吸气时，把气体吸入胸部区域，胸骨、肋骨向外扩张，腹部向内收紧；呼气时，缓慢地把肺内废气浊气排出体外，肋骨和胸部回复原位，腹部仍然收紧。胸式呼吸让人提神振奋精神，增强心肺功能。

（三）完全呼吸法：

又叫深长呼吸，最基本的呼吸法。吸气时，放松小腹吸气入腹中，然后继续吸气扩展胸腔至脊椎两侧肋骨扩张，最后锁骨上升，肩膀微微抬高。呼气时放下锁骨，胸腔收缩下沉，最后收缩小腹。感觉吸气时横隔膜向下扩张，呼气时横隔膜向上收缩。感觉吸气时整个胸腔背部和肋骨轻松地扩张，呼气时脊椎要保持挺直但不用力。

整个呼吸是非常顺畅的动作，就像一个波浪轻轻从腹部波及胸腔中部再波及胸腔的上半部，然后减弱消失。完全呼吸可增加 8 倍的肺活量。持之以恒的锻炼并加强肺活量，人的耐力与度量也会提高。一旦能练习到一分钟少于 8 次呼吸，脑垂体会开始全然地分泌。如果每分钟呼吸次数少于 4 次，松果体的功能就启动，自然就进入深沉冥想。

＊完全呼吸法功效：

（1）刺激副交感神经，使人放松，平静；

（2）增强体内能量流动，并增强活力；

（3）净化肺泡，减少肺部毒素积累；

（4）刺激脑部化学成份——内啡肽，减轻抑郁；

（5）使大脑清醒，挤压脊髓液进入大脑，大量补充能量；

（6）刺激脑垂体分泌，增强直觉；

（7）充分使用肺活量能活跃并调整身体磁场；

（8）净化血液，调整身体酸碱平衡，提高身体应付紧张的能力；

（9）清除轮穴中能量堵塞；

（10）激活并净化神经通道；

（11）加快情绪和身体的治愈力；

（12）加快对潜意识习惯模式的破除，如"不安全感""恐惧"等；

（13）控制或减少头脑对痛苦的条件反射（例如分娩时）；

（14）增强面对消极和控制情绪的能力。

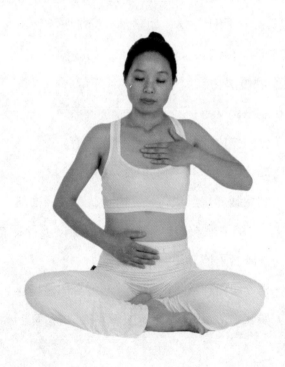

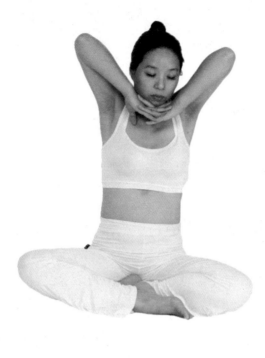

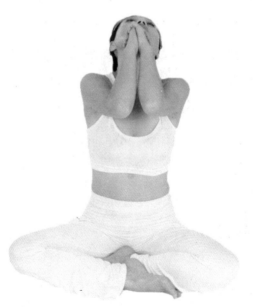

（四）一分钟呼吸法：

它是深长呼吸法的延伸。缓缓地吸气 20 秒，悬息 20 秒，然后缓缓地呼气 20 秒。非常适合孕妇锻炼，有助于分娩时，因阵痛对母亲与胎儿所造成的疼痛压力。

（五）分段式呼吸法：

吸气和呼气一般分成 4 ~ 10 段联系，注意每一段吸气或呼气的开始与结束要明确，平均分段吸或呼。吸气时横隔膜仍然逐步向下扩张，呼气时逐步向上收缩。呼气时运用丹田内缩的作用去控制呼气的时间和强度。如果一个人习惯以浅而急促的呼吸方式作为抵挡某些感觉的措施，那么肺叶周围肌肉及横膈膜便开始收缩、僵化，在肺叶四周形成一环紧张的压力。长此以往的肌肉紧张不但会进一步减少肺活量，更会激起轻度的焦虑与压力。分段呼吸是控制横隔膜扩张与收缩，使人放松的很好的训练。

（六）清凉呼吸法：

舌头卷起成 "U" 形吸气，鼻子呼气，可降低体温和血压，增强消化力、性能力，并可以平静烦躁的情绪。

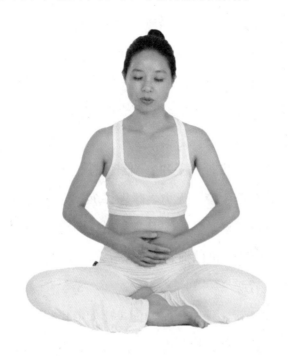

（七）左右鼻孔交替呼吸：

左吸右呼 3 分钟，吸气，屏息，呼气放松。

右吸左呼 3 分钟，吸气，屏息，呼气放松。

左吸右呼，有助于平静内心，整合消极情绪和压力，是睡前练习的极佳选择；右吸左呼，带来意识的清晰度和积极状态，有助于专注力。在精神萎靡疲惫不堪时，进行 5 分钟的鼻孔交替呼吸能够有效激活大脑、使人表现更好；在焦虑或者亢奋时，通过用鼻孔交替呼吸能平复情绪。空气指数高时，每天早晚进行5分钟的鼻孔交替呼吸练习，能让废气和杂质从肺底大量排出。在我们睡眠时，应该保持右侧卧来创造左鼻孔呼吸为主的主导条件，这样容易睡得更好。

左鼻孔呼吸——

会给人带来安神、平和、调整休息、放松的效果；但是练习过度就会产生疲乏无力、睡思昏沉、消极心态。左鼻孔呼吸对应身体的清洁能量、月亮能量，即清凉、接纳性，主导平静与敏感性，可以抑制冲动饮食。

右鼻孔呼吸——

可提升能量、促进内脏功能（比如消化和新陈代谢）、可以使人保持积极进取状态，但是太过度练习就会使人情绪昂奋，向焦躁不安发展。右鼻孔呼吸对应身体中的滋养能量，太阳能量，即温暖、发射性的，主导活力、清醒、意志力。

在古代，瑜伽士们就知晓可以通过左右鼻孔交替呼吸来控制情绪和能量。经过不同鼻孔的 Prana 的不同性质，可以对应左右大脑半球所关联的不同功能。两个大脑半球延伸出来的神经在眉心处交汇，左右鼻孔分别连接我们身体的右脉和左脉，左脑连接的是身体的右侧和右鼻孔，右脑连接的是身体的左侧和左鼻孔。

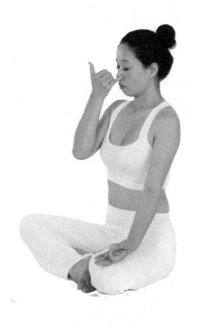 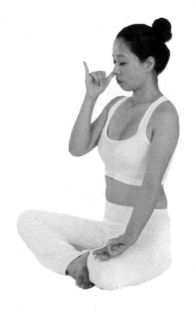

（八）圣光呼吸法：

在昆达利尼瑜伽中又叫火呼吸。锻炼时要专注于丹田部位，平均每秒钟进行 2 — 3 次快速而强有力的呼吸。呼与吸之间没有任何停顿，吸气时放松小腹，自然产生真空而吸入空气；呼气时收缩丹田，尽量把腹部朝向脊椎收缩；胸部保持放松，这是很平衡的呼吸修炼，不偏重于呼气或吸气。

圣光呼吸法的功效是：

能有效地调整自主神经系统，释放压力；增加肺活量，增强活力；强健对抗压力的神经系统，激活免疫系统；修复交感神经系统和副交感神经系统之间的不平衡；强化太阳神经丛和脐轮，增加身体的耐力；调节能量圈精微的心理电磁场，使血液更具能量；减轻由吸烟和不良饮食造成的上瘾冲动；增加脑部供氧，有助于专注、敏捷和中性的大脑状态；有助于协调肌体的生物节律。

（九）口哨呼吸法：

撅嘴唇吹高音调的口哨声，可以吸气时发声或呼气时发声，练口哨呼吸法时嘴唇和耳朵都很重要，吹同时要用耳朵感觉哨声的音流。这种呼吸法能改变循环系统和激活甲状腺和副甲状腺，夸张的撅嘴能刺激迷走神经——身体最长的一条脑神经，从脑干穿过颈部，胸部和腹部的器官，由副交感神经纤维连接器官，传递感应。影响心率，肠壁蠕动，言语和许多口腔肌肉运动。放松身心，释放压力，调整情绪，让人身心愉悦。平时闲暇之际可以吹吹口哨。

04 节奏语音冥想

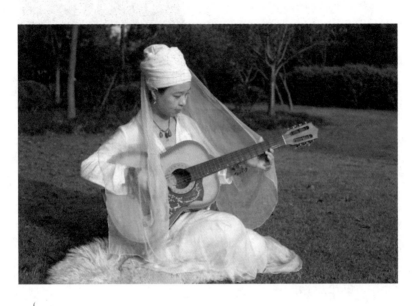

通过超然音符的音频振动，来控制和指引心意的有意识的方法

　　同时引起全身 30 万亿个细胞的共振和快乐舞动，使全身气脉畅通运行。我们选用一些特殊的音节包含了积极的能量，透过振动不让杂乱的思绪倾卸到你的潜意识，转换人的电磁场中低频能量状态到高频能量状态，从而改变心意的模

式和改变大脑化运作模式。一旦你的思想开始变得安静而不再有杂乱的念头，一旦思想发展到完全在你的支配和控制下，你将会感到很愉悦、安然，你将不想停下来。

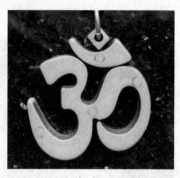

༄ 使用曼陀罗或真言是帮助我们达到静心状态的工具

在节奏语音冥想时，通常使用曼陀罗或真言是最快速有效地帮助我们达到静心状态的工具。它可以带给我们直觉，内在的力量，是宇宙独有的一个存在，完全地打开自己去做自己应该做的事情。在这种状态下你是快乐的，真实的，慈悲的，也是放松的。

༄ 有意识控制和引导思想的方法

当我们练习节奏语音唱诵时，不管是大声还是小声，都是一种有意识控制和引导我们的思想的方法。快乐、悲伤、喜悦、遗憾都是我们思想所投射的一种振动频率，我们可以称之为态度，或者信念。但是基本来说，它们是一些思想波动。它们决定了我们思想将如何引导并影响我们的生活，我们所选择的模式将变成我们的振动频率，这个振动频率将限定我们如何去感知，以及我们如何向他人投射我们自己。 我们根据我们所说的每一个字甚至所想的每一个字来"创造"自己。

用声音振动宇宙

"当我们唱诵一个我们选择的真言，我们唤起了隐含在这些特殊的音节里面一些正面的力量"，不管是关于财富的招唤，关于心灵的安静，还是关于直觉的提升，或者是任何

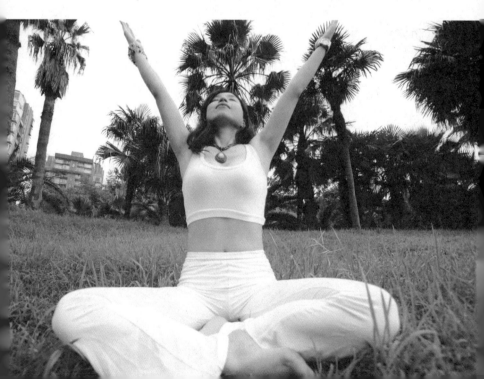

隐含在节奏语音冥想里面的潜在益处。只要唱出来我们就激活了它上面的振动频率，并且收获到相应的效果，不管这些声音里面具体代表着什么含意。帝王瑜伽大师 YogiBhajan 说过："用声音振动宇宙，让宇宙为我们清除生命前进的所有障碍。"

 ## 唱颂语音节奏冥想技巧

当你唱颂语音节奏冥想时，首先把注意力集中在它特定的语音上，注意每一个真言涉及到的身体特定关键部位的运用才会有效，此处要求非常精准，如舌头移动的不同形状，触及上腭的不同部位，都会影响不同腺体的分泌。其次用心聆听，听领唱的声音和听旁边人的声音（指集体练习时），再听自己的声音。在声音的波浪中，若听不到他人的声音，表示该调整自己的声音小一些。在聆听他人，聆听自己的音流中，感悟这份沟通力的核心，要做到"觉知、倾听"，觉知这个和谐的音流对自己能量流动的影响。

觉知唱颂

觉知整个唱颂的过程，有时因为累，疼痛，你会变得不能静心倾听，不能听到内在，有时情绪会拉着你，这时候会让你看到你的很多生命的模式，请继续坚持，继续觉知你唱颂时如何动用嘴巴、舌头、肌肉，继续觉知 prana 能量在音流的振动下如何在体内运作，这过程将带我们穿越以往的限制性思维模式、行为模式、生命模式。我们将一次次地穿越，一次次地突破，迎接一次次的挑战。有些会让你采取一个行动或将情绪释放，这都是来自潜意识的最深层的释放；有些则完全沉醉在这充满能量的节奏语音冥想当中，感受着超越有限思维而进入无限的喜乐与美好。

节奏语音冥想练习方法

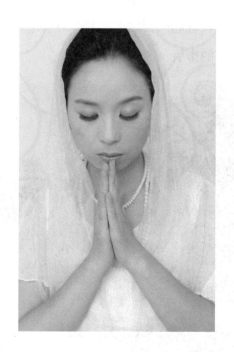

有时候是心与口同时反复出声诵念，有时候只是默念。出声念诵时，有时是低声悄语似的反复念，有时是用普通语音响度念，有时又是用有节奏的歌唱方式来诵念。有时诵念与呼吸保持同步节奏，有时又不必如此。有时是坐着念，有时站着念，有时走着念。练习者双眼有时是闭合的，有时是部分闭合的，有时是完全张开的。形式可以不拘一格。

当你闭上眼睛静默冥想时，心意的振动和无限的自我将完美地融合在一起，思维的流动也和更高的自我变得和谐统一。这是一种内在的信任与臣服，也是一种与内在的高我的连接，此刻，内在的"神"已经张开了双臂拥抱你。

祈祷是一种发愿，是一种跟自己内在的潜意识的宣告，它可以调动内在潜意识的能量，发挥本身的潜能，它的力量很强大，当你真正想要达成一个美好愿望的时候，宇宙都会联合起来帮助你。静静聆听宇宙的声音，可以听到宇宙给你的指引。

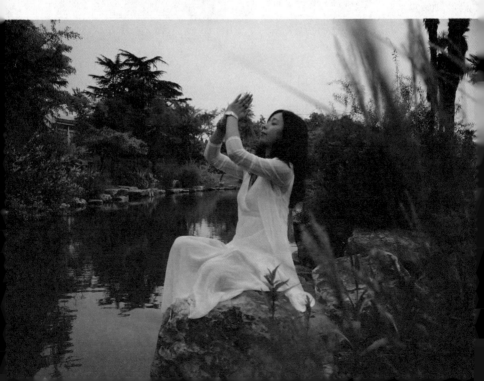

05 节奏舞动冥想

  节奏舞动冥想是根据瑜伽的基础理论哲学,三脉七轮,五大元素的属性,阴阳平衡的原理,结合各自特定的音乐节奏韵律,觉知身体自由地舞动,所有的生命智慧,不用语言叙说,不用大脑思维,只用身体的自发动作来全然表达,同时可以进入内在与自我进行交流。节奏舞动冥想,不是一般既定地舞蹈动作,而是一种超越形体、角色、模式的快而有力地突破意识惯性的法门的一种身体自发的灵性舞动。

舞出生命新境界

  按照生命原本的内在核心需求,让身体的每一个细胞自

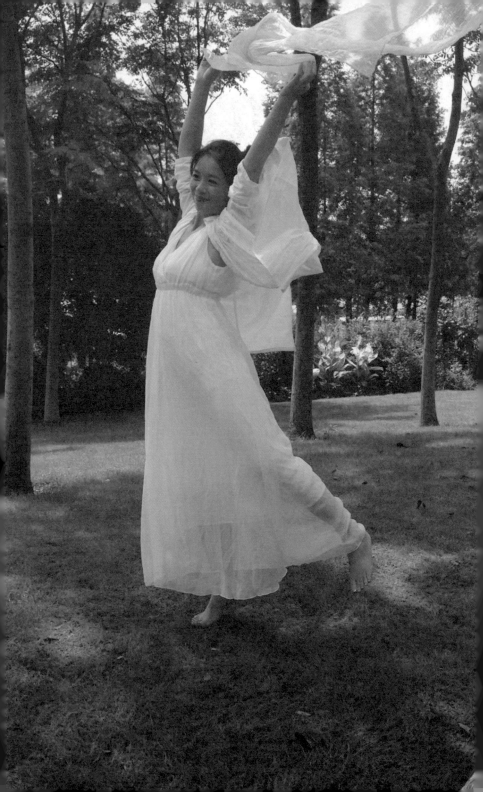

由自在自主地舞动，让身体想怎么动就怎么动，不需要用大脑考虑舞姿的美与不美，会与不会，有没有学过等等。越是没有学过舞蹈越能自发地舞出生命的全新境界。

可以是坐姿，可以站起来的，或在场地内来回舞动，关注音乐的节奏，歌词，引导，或曼陀罗的含义，去感受音乐动作给你的感觉感受——变化的或流动的、简单的或复杂的，

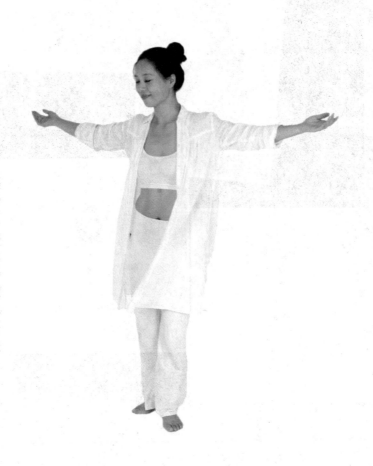

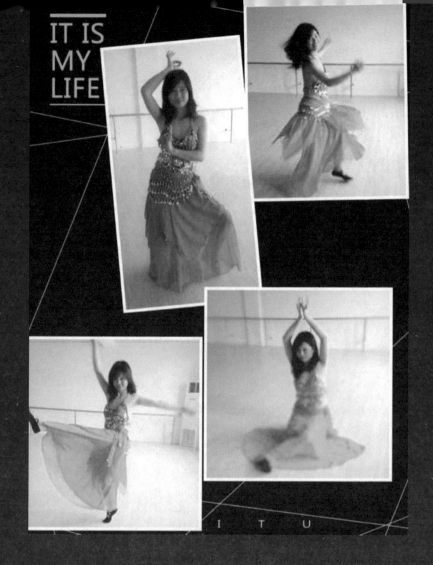

请深入体会音乐的意境，全然地与自己融合。在舞动中，可忘我地释放内心的压力、情绪，生命在不知不觉中获得了轻松自在。哪怕是原已濒临死寂的心也会重新燃起生机，原已老陈的思维也得以激活变得越来越灵活而有创造力。人们的思维影响着我们所展现出来的能量，能量的高、低与质感影响着我们的生命。

♾ 净化身心

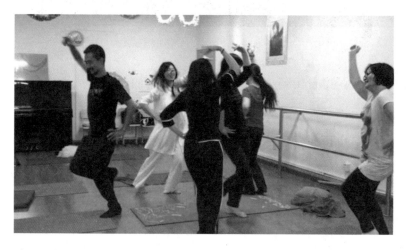

　　节奏舞动冥想可以净化思维并能直接有效地转化生命能量。透过改变呼吸与肢体的扩张，使身、心、灵的惯性连结并得以改变，在自由的肢体与韵律间，重新获得整合，使生

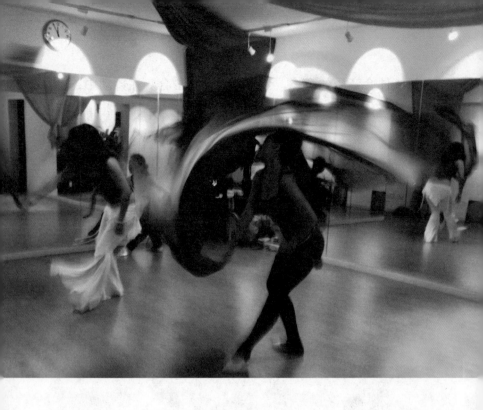

命重新获得自由与力量。透过身体节律的舞动全然表达所有压抑，愤怒，所有想表达而不敢表达的，超越语言的，身体的力量也可以帮助你全然表达。借由舞动自由的身体，让自己拥有自由的心灵。 透过呼吸及身体的节律舞动，唤醒内在深层的力量，及与生俱备的生命的律动。透过音乐的节奏与身体的融合，觉知生命的平衡，觉知生命不断向前走的力量，觉知当下生命的状态。透过节奏舞动，超越身体及意识的限制，使身体与心灵的活动更和谐放松地运作，进而达到身、心、灵更和谐的状态。自由的舞动，会使人们看到另外一个你，

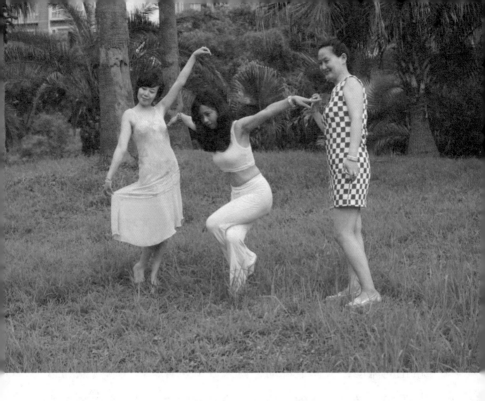

释放那个被你忽略、被你压抑的、充满恐惧的你。随心地舞动，全身心地放松，在放松的状态下专注自我感受，感悟生命的意义与真实。随性地舞动，放下头脑的分析和我执的辩解，不要落入生命为别人而活的圈套。

 ## 激活原本具足的生命动力

　　在扩张与收紧的阴阳激活中，体会生命和人、事、物、境之间的平衡和连结，观破虚妄的框架，消融假我，从而达到个体身心灵的完美和谐，融入合一之境界。

在节律地舞动中，觉知呼吸与音乐节奏的和谐，与当下的整体融合，放下对自我的不认可，真实面对与接纳"内在与外在"的自己，使生命得以处在内外和谐的状态，节律地舞动让觉知走出头脑幻象，而90%以上的痛苦都是头脑幻象，学习处在当下，用如实与如是体验生命。

节律地舞动可以消融自我设限，如比较、评断、对错等二元冲突，使生命鲜活，让人际互动更和谐，节律舞动可以使人放下防卫与对抗，臣服于自己的生命，使自己的生命能量正向流动；节律地舞动，使人放下执着，释放因贪欲和恐惧编织的谎言，突破对信念的执着和对内在的恐惧；节律地舞动可以使人享受生命的自由，学习坦然地面对生活；节律地舞动可以使人发现存在于每一个体内心的阴柔与阳刚之双性本我，消融两性对立的隔阂；节律地舞动可以使人从自我扩张的移动中释放潜在压抑的情绪和能量，可以解放内外在自我的矛盾与冲突，激发内在原本具足的生命动力，活出多姿多彩的生命。

06 节奏步行冥想

 让内心平和宁静与外在环境融合

节奏步行冥想可以和家人或朋友或者独自一个人练习，和家人或朋友一起练习步行冥想时，要求尽量禁语，禁语同样可以感觉一种无形的能量在相互间流动、相互间支持，相互交流互动的融合。特别是孕妇有家人陪伴练习，对胎儿的身心发展都非常有利。

＊步骤：

觉知地专注于自己，简单地站立，睁开眼，放松，呼吸自然，注意身体里的感觉，让自己处于平衡，感觉身体的重力压在脚上，落在地上，把全部知觉放在身体上。然后开始慢慢迈步，把注意力焦点放在步行的体验上，感觉自己一只脚起来后另一只脚落下，脚接触地面的感觉，感觉好像是膝盖带动腿的抬起，胳膊运动的感觉，行走的节奏和韵律，让所有的风景在眼前流动，与无限的自我融为一体。

*结束：

让身体自然停止，再次体验身体站立的感觉，同时感知体内的感觉与外在的环境之间的和谐，结束步行节奏冥想。

*效益：

让内心平和、宁静与外在环境融合，内外平衡。思想也达到一种沉静，透明的境界。

节奏步行冥想与五大元素的教导

土，一如我们的肌肉和骨骼，土的元素带给我们身体的稳固和支撑，如同大地给我们的力量，无时不克地稳定地支持着我们，尽管人们给他扔的垃圾成山，污染大地母亲，她也仍然回报给人类珍贵的矿藏和食物。因而教会我们即便从外部世界得到的是侮辱、批评和消极的的态度，我们仍应该将奉献宽容之爱心给予他人，并服务于他人，只有在服务中

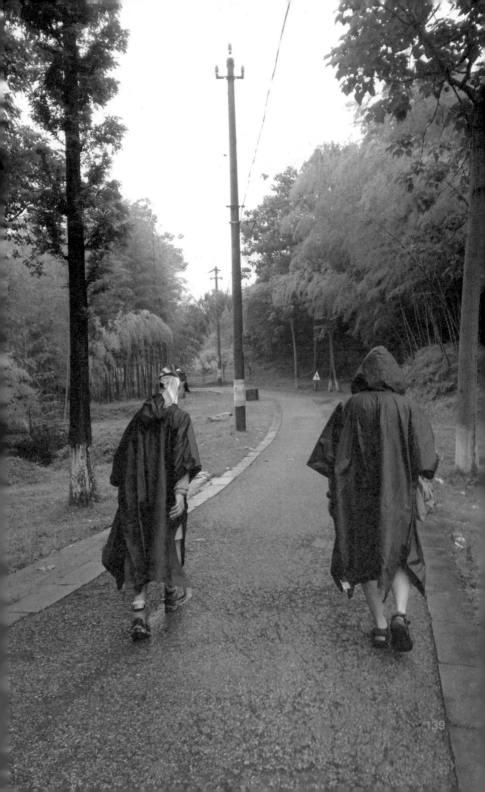

才能真正提升自己。

　　水，水善利万物而不争。它造福万物，滋养万物，它随遇而安，顺应生命之流，而在我们体内流淌的血液亦如此，遍布全身，滋养着我们身体。她教会我们冷静，慈悲，以能量的形式存在，不断地流动，不要停滞，才能提升自己，并且帮人们洗净所有的脏污。

　　火，一如我们体内的能量，在瑜伽中被称为 Prana，能量是遍及宇宙的，渗入每一个个体。所有的生物皆从能量而出，依它而生。能量在我们的体内，是一切活动的原始动力。他给人们带来光明与温暖，焚烧与净化人类的不洁与肮脏，帮助人们清除愚昧导致的恐惧和担忧。

　　风，是精微的，是无法用眼睛看到的，来无影去无踪，她教会我们不要执着，不执着于世俗的财产、名利，而是热爱整个宇宙。风是呼吸，如同流动的风一般呼吸的平稳预示着内心的宁静、世界的和平及大自然的勃勃生机。轻柔的微风会轻轻吹拂着大地，撩动树叶，穿越竹林，越过小溪山涧草原平川。柔和的呼吸也会让我们的能量轻柔地遍布全身，柔和的呼吸在我们的体内如春风送暖。

　　空，当土、水、火、风四种元素达到平衡时，就是空，空涵盖一切。"空"的概念更像是老子所提的"无"。"天下万物生于有，而有生于无。"有空气，才有生命！有空间就可以创造丰富的世界，别让垃圾塞满你的内心，这样你就无法创造，甚至会发臭到窒息，努力地去体验与自然万物在一起，与"土、水、火、风，空"在一起，你将很好地连接宇宙，连接无限！

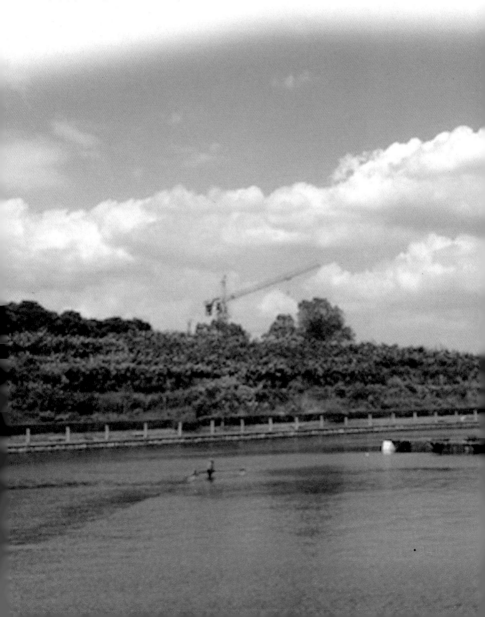

07 节奏念珠冥想

🔥 冥想方法

念珠有分 27 颗、54 颗、108 颗珠子，均有一颗大的"古茹珠"悬挂的穗缨。

冥想方法：用大拇指把珠子一颗颗拨动，古茹珠往下降成为最后一颗珠子时，重复内心默念的真言或曼陀罗 mantra 做一个祈祷，再调转念珠重新开始，每次重复一遍真言或曼陀罗 mantra 拨动一颗珠子。

功效：减轻压力，增强智慧、耐心、健康和沟通！

不同手指效果不同：食指代表木星，知识、智慧和富足；中指代表土星，耐力；无名指代表太阳，生命力强壮的神经系统；小指代表金星，智力和沟通力。

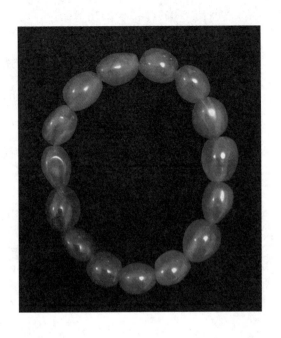

 念珠是神圣的冥想工具

念珠的选择及其效用；改善健康可选念珠：玛瑙、珊瑚（红色的或粉红色的），矿石或绿宝石做成的念珠。

冥想方法：用拇指和无名指拨动念珠可以用曼陀罗或真言例如：嗡，嘛呢，呗咪，吽。

减轻压力和焦虑可选念珠：珊瑚（红色或粉红色）的石头做成的念珠。

冥想方法：可用拇指和食指拨动念珠以增加智慧，或用中指增加耐心。

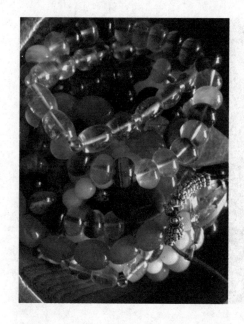

物质上的繁荣可选念珠：玛瑙或石榴石做成的念珠。

冥想方法：用拇指和食指拨动念珠以增加智慧、知识和繁荣；或用小手指来增强交流技巧。繁荣也可以不从物质的角度来理解。有能力去牺牲、容忍、给予、富有同情心、和心意平和都是繁荣状态。这些特征是无法用金钱购买的。它们是非物质性的形式出现的宝石。

一串珊瑚的宝石可以用来提高中性的境界，玉的念珠会带来平和，矿石念珠能增强你祈祷的力量。

培养圣洁的品德可选念珠：孔雀石念珠。

冥想方法：你可以选择不同的手指拨动念珠以带来智慧、耐性、健康、沟通的力量。

【冥想须注意的几大事项】

你可以按照你自己想要的效果设定你的冥想。练习这些

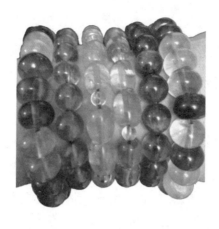

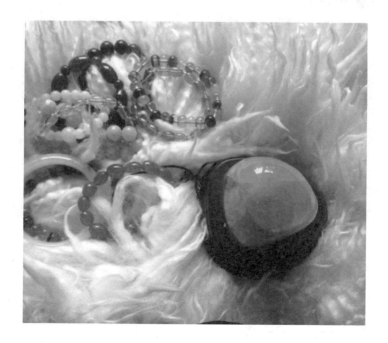

冥想须注意：

    *你既可以白天偶尔做这些冥想，也可以在一种很深的冥想状态中去练习。

    *你既可以盘腿坐在地板上，也可以坐在椅子上，双脚放在地上。

    *坐着的时候脊椎要挺直，胸部突出，下巴微收，两眼可专注于第三眼的位置。按照先前的方式用念珠念颂曼陀罗（Mantra），时间为 11 分钟、31 分钟或 62 分钟。

小贴士

1、注意聆听曼陀罗（Mantra）的声音，运用肚脐的力量并用舌头振动你的上腭。

2、念珠是神圣的冥想工具，在你没有把念珠挂在脖子上或在使用它的时候，应该把它保存在丝或缎子的袋子里，或者把它放在你的神坛上以加强力量，得到保护，并保持宝石振动的完整性。

——节选自《玛拉冥想》

（作者：古姆克恩·考尔·卡尔撒）

08 节奏音波冥想

节奏音波冥想是通过特定的音波，对身体、心意、灵魂统一和谐的调整方法。音乐的频率、节奏和有规律的音波振动，是一种物理能量，而适度的物理能量会引起人体细胞、组织、器官发生和谐共振现象，不同节奏音波能使身体不同部位比如颅腔、胸腔、腹腔等身体某一个组织产生共振，这种音波引起的共振，会直接影响人的脑电波、心率、呼吸节奏等各大系统运行节奏。

 ## 节奏音波冥想功效：唤醒人体自身的自愈能量

科学家认为，当人处在优美悦耳的音乐环境之中时，一

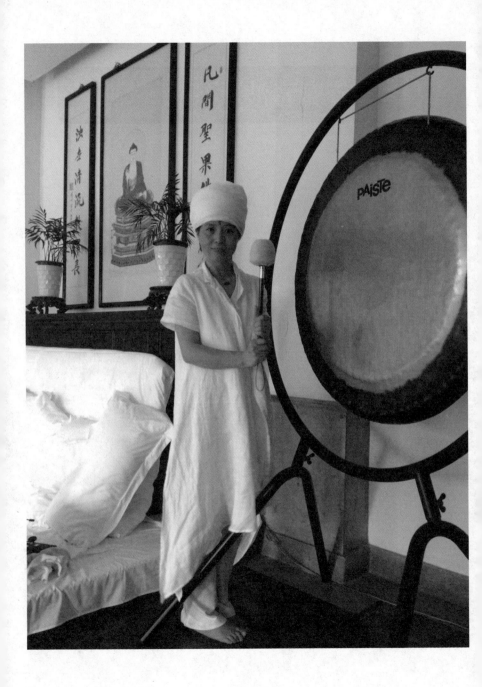

方面，可以改善神经系统、心血管系统、内分泌系统和消化系统等各大系统的功能，促使人体分泌一种有利于身体健康的活性物质，可以调节体内血管的流量和神经传导。通过音乐与人体产生的共振，来刺激细胞分子的重建，达到细胞再生、调节新陈代谢功能的作用，并以此为基点，激活、唤醒人体自身的自愈能量，使亚健康者通过自身的能力达到最健康的身体状态，同时有效降低药物对身体的副作用，提升免疫功能。

另一方面，音乐声波的频率和声压会引起心理上的反应。良性的音乐能提高大脑皮层的兴奋性，可以改善人们的情绪，激发人们的感情，振奋人们的精神。同时有助于消除心理、社会因素所造成的紧张、焦虑、忧郁、恐怖等不良心理状态，提高应激能力。

铜锣节奏音波冥想：铜锣是一种古老而神圣的乐器，铜锣的声音，是创造了宇宙的原初的创造性声音，敲响铜锣的同时就是敲响了宇宙，就像100万个弦乐器在为你而演奏那样，心智没有力量抗拒他。铜锣的不同部位声音振动到身体不同脉轮。冥想时只要放松身体，用内在和外在的耳朵听，感受成千上万的一丝丝音流进入身体的每一个轮穴、每一个需要疗愈的部位乃至身体的每一个细胞，并指引心意。能消除障碍，释放身心的紧张和堵塞的情感，刺激循环内分泌系统，重新组织束缚在身体结构中的负面情绪能量和情感。（注意：

孕妇不能做）

　　水晶钵节奏音波冥想：一种充满了美丽传说的奇妙晶石，来自远古，能碰触并打开古老的智慧，开启通往未来的大门。水晶钵的共鸣可以让任何东西一起和谐振动。透过水晶钵的节奏音波，人体的律动可以得到一种全新的进化。德国知名的"冥想乐人"瑞纳·提尔曼（Rainer Tillmann），国际公认的水晶钵音乐大师。在他创作的节奏水晶钵冥想当中，你将随着水晶钵的神秘波动，踏上一片充满魅惑的自然奇境。从一片无垠的天空开始，感觉自己如云般缓缓移动，接着化做沉稳的山脉，然后融入山间高耸的大树，最后再度回到纯净无垠的天空。完全放松，让身体产生共鸣，感觉到身体在呼吸。你将置身于光的和谐和波动中，在古老智慧的觉知里，碰触当下，聆听未来；接着，在如梦似幻的水晶湖中，映照出无比纯净的心灵本质；最后，再度回到光与和谐之中，达到全然的平衡与宁静。

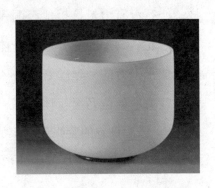

小 贴 士

　　由于水晶钵音疗的声波按摩能量极强，对身心有极佳的放松效果，因此建议您在聆听时——

1.选择一个不被打扰的环境，放松身心。

2.用身体去感觉声波的振动，让身体的每个细胞都能尽情享受颂钵的声波滋润。

3.请勿在需要专注心神时聆听。

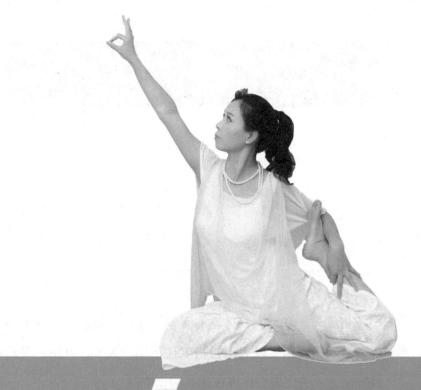

CHAPTER 5

节奏冥想公开课
课程编排（1.5 小时）

课程介绍·主题体式

课程介绍·主题体式

1. 唱颂：3分钟

好，首先我们将身体左右晃动，让自己舒适安稳地定静坐下，双手食指尖触大拇指指尖往下第一关节，放松；眼睛轻轻闭上，关注眉心；现在让我们来唱颂！

2. 课程介绍：3分钟

今天《节奏冥想》课程主题是：心轮开启。

心轮：位于我们两乳之间胸腔凹陷处，主要意识集中在爱与慈悲，心轮是上下七个脉轮的正中间一个，是脉轮的枢纽，而开启这枢纽的钥匙就是爱的感受，心生慈悲，愿意奉献，服务他人。这里所讨论的爱，指的是无私、无条件奉献的爱，更正确地说，即为慈悲心，当心轮被开启，个人以及个人对家庭的感情会逐渐升华，对所有事物都将以爱、尊重、感恩、慈悲、服务等为主导思维。在第一到第三个脉轮时，你可能会对爱人说："我爱你，是因为……"，但从第四个脉轮开启，你的爱就像清晨东升的旭日，无私地普照，是不需要理由的无条件的爱。

我们将以特别针对心轮开启的呼吸、体式、冥想、唱颂、手印等方法，透过意念跟随呼吸节奏，身体节奏，包括器官、细胞、系统运行节奏，同时配合超然的音乐节奏，开启心轮，在身体与呼吸的节奏移动中，体验我们的课程精髓，呼吸、放松、节奏、冥想、觉察。我们一连串的体式将是一个个串在一起的冥想，在觉知的体式中：感觉气血的循环，能量的流动；倾听身体的声音，信任身体发出的信号，探索自己的身体和内在；感受生命中爱的能量，信任的能量，和感恩的能量。

3. 课前 3 个小提示：1 分钟

1）整个体式中要眼微闭，向内向上看，保持十分之一睁开，观注心轮，尽量跟随老师声音的引导，这样可以更好地进入跟自己的内在连接。

2）整个过程中要放松，觉知地放松身体的每一个部位，紧张用力的部位更要放松，这样过程中就可以体验到一次次穿越，一次次突破，这是身体的穿越，是信念的突破。

3）整个过程中要信任，信任自己的身体，尊重我们的身体发出的各种信号，享受自己的一呼一吸，享受此刻完完全全跟自己在一起的美好时光。

4. 热身：5分钟
请双手互抱手肘。

A. 转动脖子写 8 字（喉轮主表达，当我们激活喉轮的能量，就可以全然地表达自己，与人做有效沟通，便不会有太多的压抑逐渐累积体内）——转肩（放松，活化背部）——脊椎左右开中脉——双手向上敞开 60 度，敞开心胸，敞开自己接受宇宙一切美好指引——慢慢放下，身心完全放下来。

B. 左右推掌，左右推掌疏通我们的心经。胸前推掌，掌根靠拢，手指分开，自然弯曲，手肘于一条直线上，眼关眉心，深长吸气，呼气时掌根用力到手臂发抖，可以有意识地双手向前向下快速甩动，切断一切意识障碍，意境中要带着微笑，微笑可以释放负面能量。练习 5 次！（疏通心包经）

C. 双腿背部伸展：瑜伽正坐，双手食指和中指钩住大脚趾，吸气身体向上，呼气身体向下。

接纳自己的身体，接纳当下的每一刻，没有标签，没有
　　故事，没有评判，全然的进入自己的内在，全然地
　　享受当下跟自己在一起。

5. 主题体式：25 分钟

增强心轮：膝跪地搭档拉手链（yam）——船式／靠背
（yam）——蝗虫式（yam）。

（1）坐姿向前转手臂。

（2）弓式火呼吸。

（3）抱膝滚动火呼吸。

（4）十指交叉放头顶蹲起 54 次。

（5）坐姿向后转手臂。

（6）狮子呼吸——狮子吼——怪脸——节奏舞动。

（7）拥抱分享，结束课程。

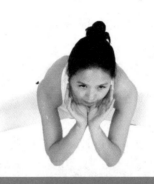

CHAPTER 6

课后与生活中注意事项与效果巩固

1. 练习后

保持觉知地走出教室，走进生活，尽可能长时间地在生活中保持这份觉知。

2. 饮食

0.5 ~ 1小时以后再进食。练习中，消化器官得到充分地按摩，需给予一定的时间调整，从而最大限度地保护和提升器官机能。

3. 洗浴

休息0.5 ~ 1小时后再洗浴。练习后体感非常敏锐，短时间内应避免忽冷忽热的刺激，留一些时间让体内能量完成整合。

4. 练习

当你下定决心开始计划练习瑜伽的同时，别一下子太贪心，不要安排太多的时间和次数，这样容易让自己练不到两次就累到无法持续下去，反而会变成压力，最后很可能会间断或放弃练习。刚开始练习三次左右，再听从身体的指引，循序渐进增加。

5.生活方式

1）睡前2小时不吃东西；

2）根据头发长短买一把按摩梳子，每天梳头1～3分钟，每天3～5次；

3）前额是透气孔，不留齐刘海；

4）清理猴子腺，每天早上刷牙时用牙刷清洁舌根，干呕至流泪可以排毒；

5）睡前一杯水，供运化排毒；

6）床向最好头朝东，脚朝西；

7）最好每天安排固定的时间做20分钟冥想，建议时间

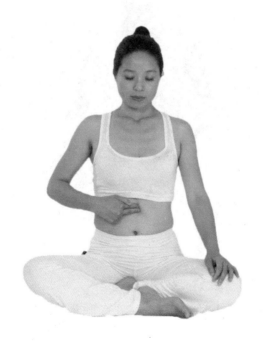

是起床前和睡前，或可以在固定的时间和场地。

8）入睡前放松身体和醒来后唤醒身体时做腹部能量按摩：

A：摩腹，肚脐为中心正反各50圈

B：食指中指觉知地按摩，点揉以下各1分钟：

两乳头之间膻中穴，中脘（脐上4寸5指）

天枢（脐旁2寸3指）气海（脐下1.5寸）

关元（脐下三寸四指）神阙（肚脐）

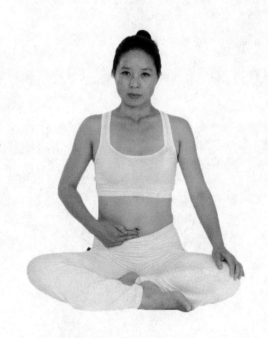

6. 改善睡眠建议

睡前至少一小时就只是做"准备睡觉的事情"——

a. 包括轻松愉快地洗澡，可以哼个自己喜欢的歌或小调，最好是大声唱歌，可以促进体内释放内啡肽，让你心生幸福感，释放压力；越是心情不好越是要大声唱，你会发现效果犹如奇迹般明显；我都唱一些瑜伽歌曲，真言或 mantra；

b. 洗完澡幸福地抹些自认不错的保养品在脸部和身体上，其实这时候就是在做按摩；

c. 可以听自己喜爱的音乐，最好选择没歌词的宁静的音乐易于放松；

d. 平时可以多吹口哨；

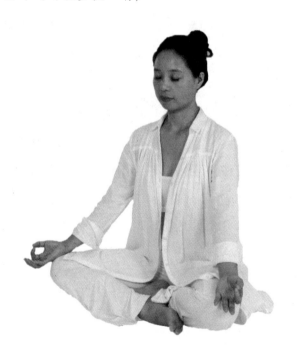

e，睡前照看好你的大脑，不让任何烦心的事情干扰你做睡前准备。就如古人说的，食勿言，寝勿语。

7. 睡前静坐技巧

睡前至少静坐 15 ~ 20 分钟，只想呼吸和放松；可以边听有助于放松的音乐（建议用耳机，音量不要过大，保护耳朵）；当你吸气时，要有意识地吸气，让你的意识跟随进去的气息和着音乐的节奏进入身体内；当你呼气时，让你的意识和音乐一起来扫描身体放松。让你的注意力与呼吸和音乐完全融合在一起，而不是跟大脑里的各种有的没的念头一起。让你的心处于当下，用呼吸把自己拉到当下，感觉吸气时从下腹部到上腹部隆起放松，胸腔扩张，呼气时由胸腔开始收缩，到上腹部，再下腹部收紧。

这是瑜伽精髓之呼吸和放松的方法，你会需要花一些时间掌握它，当你可以觉察你的呼吸的进出，感觉每个呼吸带给你的成千上万的微妙变化、气血循环、气息流动和能量流动，通过每一次呼吸去扫描你的身体，从头到脚、肩膀、手臂、内脏器官、大腿、膝盖、小腿、脚趾……看看哪些部位还不能放松，就将意念和呼吸和着音乐一起引导在那，去放松它。给自己些时间，借由呼吸随时确认自己回到当下，当你觉察到脑子里因为有事情而不能放松，看到脑子里面有各种各样

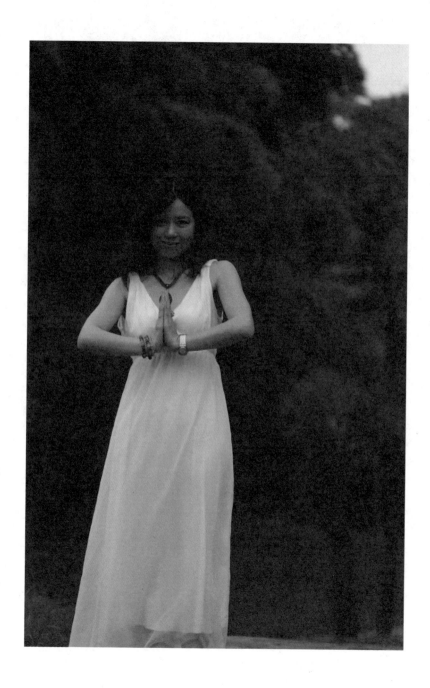

的念头冒出来时，恭喜你，这可以算是快入门了，所以只需要继续保持觉察，觉察脑袋里的每一个念头的浮现但不跟随，看着他来看着他去，就像天上的浮云，飘来了又飘走了，觉察每一个呼吸的流动。

8. 带着"觉知和爱"呼吸

呼吸带给我们能量，带给我们打开心去爱的能量。缺少爱，我们会攻击自己的心，更会攻击其他人。我们需要做个深呼吸来战胜对生命负面的态度，我们需要深呼吸来让自己感受美好。

内在的"神"，即智慧的高我一直在你的内心支持你，指引你，给你智慧，给你力量。除非你自己的心"跑出去了"，这种时候你会感觉很混乱，没有力量，甚至陷入无边的苦海！请在此时深呼吸，感觉吸气时从下腹部到上腹部隆起放松，胸腔扩张，呼气时由胸腔开始收缩，到上腹部，再下腹部收紧。这是连接自己内在的神的管道，这是在任何情绪挑战的时候，能给你支持与力量，让你依然淡定平静，使内在和谐的法门。

当你关注呼吸的时候，你的内在是向自己敞开的，身心是合一的，是祥和宁静的，不会轻易受外界影响的！当你关注呼吸的时候，你的思维是清晰的，敏锐的，内在充满力量的！当你关注呼吸的时候，你内在的宇宙和外在的宇宙是保持连接的，与无限是连接的，安住在神性之中，让宇宙掌管我们的一切。

9. 身心合一不仅限于在瑜伽垫上

刷牙的时候，我们可以微微闭上眼睛，最好眼观眉心，刷每一个不同角度的同时吸气，也可以心里默念：ommanibemeihon，呼气时再默念：ommanibemeihon。尽量让呼吸和默念深长缓慢，或者念你有感觉的真言。

吃饭的时候。我们也可以去感觉，牙齿慢慢地咀嚼，舌头和口腔肌肉的结合运动，食物在口腔与唾液消化酶的混合慢慢变成食糜，觉知吃饭，就不会带着忧虑、生着闷气吃饭，在不良情绪下吃饭等同于吃毒素。

喝水的时候。我们也可以去感觉，杯中的水慢慢从口腔到喉咙，经由食道流进胃再流进小肠大肠，参与全身的代谢与循环。

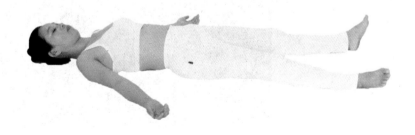

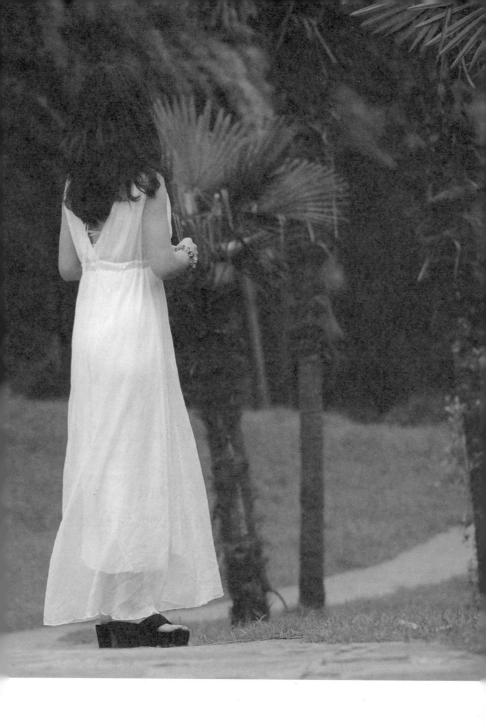

睡觉的时候，我们再去感觉，让身体带着觉知舒服地慢慢躺下，双脚肩宽脚尖朝外，双手臀部两侧掌心朝上，肩膀背部平稳安放床上，鼻吸嘴呼几次，意念感觉全身气很柔，脉很松，身体很空，如梦似幻，很快将恬恬入睡。也可以试着按压任脉一条主穴特别是膻中、中脘、神阙等穴位，加上腹部按压顺反各50圈按摩。

走路和上下台阶的时候，我们还可以去感觉，开始可以4步一吸4步一呼，后面可以10步一吸10步一呼或更多，带着觉知与爱一起行走。

10. 觉察每一天

觉察每一个呼吸，均匀缓慢细长。

觉察每一个念头，看着它来，看着它走。

觉察每一个情绪。

觉察情绪背后的忌妒、愤怒、恐惧、担忧。

觉察今天的自己是否敞开，是否由于恐惧心门关紧。

觉察每一个心念，动机，想法。

觉察你的思维，行为，生命……

觉察每一次所说、所做、所想、所看。

觉察你的一切行为带来的是爱和喜悦，还是恐惧混乱。

觉察你为什么这么说，为什么这么做，为什么这么想？

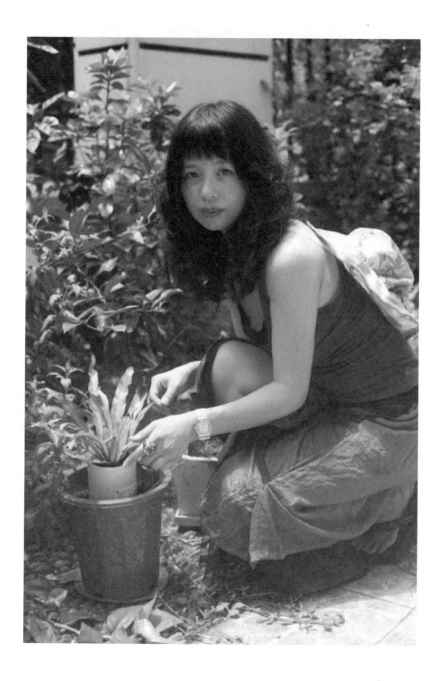

是生命五大障碍里的贪念？愤怒？执着？还是慢疑？或假我？

觉察你要宽恕什么。

觉察你在纠结什么。

觉察你还有什么是放不下的。

觉察你是否执着于财产，名誉，权利。

觉察你是否倾听他人，尊重他人，理解他人。

觉察你是否接纳自己，接纳他人，接纳宇宙安排的一切。

觉察你是否在意他人的眼光，被他人的评判左右。

觉察你是否耐心与人沟通，而耐心是人类最伟大的爱。

觉察今天你最感恩的人是谁。

觉察你今天爱自己了吗？

觉察你今天爱家人了吗？

觉察你今天信任伴侣和孩子了吗？

记录下来觉察到的需要穿越的点吧！

下笔时犹如跟自己的身体对话，跟自己的灵魂对话，跟自己内在的老师对话。

每天来一场与自己的心灵美好约会。

与这个不折不扣的时刻形影不离的独一无二的"自己"——

来一场美丽的邂逅……

觉察你的内心。

看着心上的情绪来来去去。

随着外界一点一滴映入眼耳鼻舌身意，而起伏波动。

让你的内在平静淡定，让身体保持平衡。

修心，修行，修身。

修正心意改变行为，改变行为修复身体。

让我么一起改变生命！

修正心意 改变行为 修复身体

11. 小练习：穿越批判——夸张表达法

花一周的时间，让自己充满极端而荒谬的批判性。

散步时：批判花，告诉花，她的黄色怪怪的让你不爽！

告诉树，她长得不够高！

对天空说她不够蓝！

渲染她！夸大她！

觉知并接纳自己批判时的感受！

批判将会在爱与接纳的面前臣服，你将得到自由！

不再从无意识的批判累积你的负能量！

——此练习参考《回到当下的旅程》

12. 负面情绪思维来了怎么办?

当你的负面情绪升起的时候，你的身体里一定会有个地方不舒服，就把呼吸引向那个位置，接受那个不舒服的感觉，去感觉让你不舒服的事件，背后是什么信念导致的。借由呼吸，当你看清事实的真相，问题就好办了。

带着觉知祈祷，请停止你的思想，清空，归零。或者习惯性地去选择一些真言，如：OngMaNiBeiMeiHong，在心里重复念诵。

或者是定期不定期去做节奏冥想，包括吟唱、舞动、瑜伽、漫步等，或只做呼吸，立马进入平静、淡定、心情舒畅。接纳自己的身体，接纳自己的情绪，接纳自己生命的任何状态，向宇宙臣服。始终保持内在的平静淡定保持超脱不受影响。即便是身体某个部位感觉不适，也只要定静下来，跟自己连接，跟觉得不舒服的部位连接，尽量体验这个不舒服带给你的感受情绪，让它流动，而不是累积在身体里，累积在潜意识里，积累会让逃避的情绪深埋在潜意识里，形成负能量。

保持超脱，不受影响！

现在你已经置身于宁静祥和，舒服地享受自己的一呼一吸了。专注你想要的，随着你的觉知，进入定静、放松、呼吸，负面的情绪即刻消无，很神奇是不是？当然，也许这需要你花长一点时间去练习。

有意识地节奏吟唱，节奏舞动，节奏漫步，淋浴或练一场瑜伽，或找朋友或与花草虫鱼说话。情绪也只是一种能量，低落时不能畅流动就会被卡住，吟唱、舞动、漫步、瑜伽等方式就是让自己体内的能量流动起来，气脉畅通自然神轻气爽，淋浴时带着觉知，带着一份美好的期待。

你甚至可以在浴室里觉知，调整好水温，闭上眼睛开始享受，感觉莲蓬头流出的水是纯净的甘露，自头顶冲洗全身的里里外外，把身心内外都冲个透彻，我有时候还会边冲淋，边哼唱当下冒出来的歌曲或mantra，比如吟唱"绿度母心咒"等很多不错的真言都可以吟唱。

当别人有情绪时，也请允许他发泄，同时让自己保持觉知，当他被卷进了漩涡时，你要觉知自己不能跟他一起被卷进去了。

分享一个小趣闻：太太打麻将输了不开心，找理由发泄回家骂老公（她老公是一名企业家），老公不开心，到公司看到秘书玩手机就骂一顿；秘书不开心，休息时打电话男友发泄；男友不开心，想办法出气，看到狗踢了一脚……看，这就是情绪的流动，我们需要学习觉察，保持觉知，学习真诚沟通表达情绪情感，让情绪不要席卷他人。

13. 情绪释放的方法：释放你的自责感，歉疚感

1）闭上眼镜，想象最近发生的让你感到歉疚、自责的事——扩大并增强这种感觉——好好地感受它，与这种感觉在一起——不要逃避它。

2）在身上找到一个与这个情绪相对应的不舒服的部位——扩大不舒服感——最好用手轻轻触摸这个部位。

3）痛苦的情绪高涨到了极点，问自己：这情绪对你有帮助吗，喜欢吗，想放下吗？真得非常想放下吗，什么时候放下……如果是现在，请大声宣告出来："我选择此刻放下这个情绪！"

4）中气十足地引导："当你准备好的时候，深吸一口气，

呼气的时候大声喊'啊'，让这个情绪在大声地喊叫中释放出来。

5）最后，带着微笑，深吸一口气，呼气时放松下来，挣开眼睛，告诉自己，这一刻多么美好！

——参考《遇见心想事成的自己》

14. 原谅＝给自己自由！

透过原谅的过程，任何人都能感觉到更宁静与更有活力。旧有的愤怒、恐惧和憎恨是死的重量，生命的累赘，让我们生命感觉总是拖着沉重的脚步，且耗尽我们生命的活力，觉得累，是心累。当你原谅这世界，你身边的人，事，物，包括你自己，你会感觉神清气爽，同时感觉内心的宁静和充满能量。

做每晚的释放练习：每天晚上在睡前，在心里做一天的回顾，是否有任何人需要你去原谅？就像你每天晚上洗脸一样，每晚去释放，如此嗔恨就不会累积。

15. 关于一个藏地成就者

他每时每刻都观察自己的起心动念，调整自己的心态。心上每生起一个恶念，他就放一个黑豆。心上每生起一个善念，他就放一个白豆。就这样观察、调整，观察、调整。刚开始的时候，大部分都是黑豆。但是慢慢地通过调整，通过改正，黑豆白豆一样多了。到最后全是白豆，没有黑豆的时候，他圆满了，成就了。

所以，你也想试试吗？

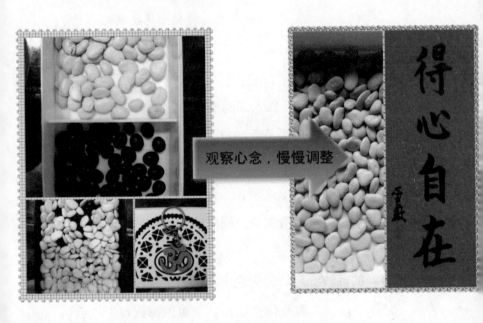

观察心念，慢慢调整

得心自在

16. 转换情绪的 15 个有效策略

在你活着的每一刻都可以选择自己想要的感觉。你可以掌握转换情绪的技巧，藉此开始创造新习惯。当你真心准备要转换到一种更好、更正向的情绪时，你可以运用几种策略(单独运用或一起运用)，这些策略会非常有效地帮助你转换情绪。

我们先来看看转换过程中的这三个步骤——

步骤一：观察

情绪转换的第一个步骤：就是拒绝令人泄气的感觉，但除非你觉察到这个现象，否则无法做到拒绝它。你必须知道自己处在负面的状态里，另人恐惧的黑暗里。如果你能够觉知到自己的负面情绪，要跳脱负面情绪就会容易许多。

步骤二：决定

无论什么时候，你都可以选择：想继续保持负面的感觉？还是想转换你的感觉？做出你自己想做的转换。

步骤三：转换

只要你选择转换情绪，就可以立即转换。无论你体验到的负面感觉多么强烈，愈常练习"观察——决定——转换"，就愈快能够转变到正向的情绪，因为你已经创造了这种健康的思维习惯。

情绪转换的 15 个策略

有不少有效的策略可以让人立即转换到正向情绪，而且成效卓著，所以如果你只熟悉其中一、两种，我鼓励你也试试其他策略，甚至可以一次使用一种以上的策略。

转换策略 1：放慢呼吸

研究显示，当你放慢呼吸的速度，深深、慢慢地吸入氧气，中和了负面情绪的身体症状，如快速心跳、压力荷尔蒙的释放（包括肾上腺素和可体松）。让身体平静下来，这样比较容易转换到平静的正向情绪。

转换策略 2：离开现场

当我感受到负面情绪时，我发现走到外面或走到另一个房间有助于跳脱当时的情境，甚至有助于跳脱周遭环境里的有毒能量（无论是由我或别人所制造的）。场所的改变可以提醒你，你的情绪由自己掌控。

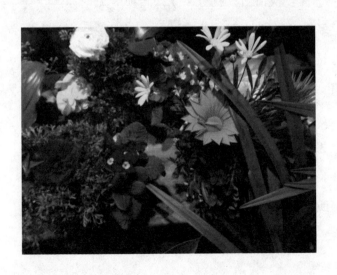

转换策略 3：自然冥想

我最喜欢的转换策略之一是走到户外，盯著树上的叶子看一分钟。让自己完全投入，观察叶子的活动。试试看，你会很惊讶这套策略带来的平静效果有多大。你也可以看著湖面的波浪，或是坐在海滩上凝望大海。

转换策略 4：迷你型冥想

冥想并不需要枕头、特别的服装、祈祷文或是完全的安静。无论你身在何处，都可以进行短暂的冥想，即使你身处拥堵的车流当中、身边都是喇叭声时也可以冥想。你要做的就是闭上双眼，深长呼吸，让自己关注呼吸。

过一阵子，你会感觉身体和头脑都平静多了。接下来，你可以问自己："我现在要选择感受什么样的情绪？"然后自己创造那种感觉。

转换策略 5：运用幽默感

幽默感就像放慢呼吸一样，对身体有实际的影响。当你大笑时，会释放名为脑内啡的荷尔蒙到血液里，这有助于提振心情。许多研究显示，笑确实能够帮助身体恢复健康。

转换策略 6："弹"离负面情绪

在手腕上套一条橡皮筋。当你发现自己体验到负面情绪，或是正在制造你知道会导致转换成愤怒、挫败或悲伤的想法，请拉那条橡皮筋弹一下自己的肌肤。那样小小的疼痛感会提醒你做出不一样的决定，并选择正向的思维和情绪。用橡皮筋弹过自己后，立刻想："好吧！那样的情绪够了。现在我要选择感受什么样的情绪呢？"这么做会帮助你打断与破坏性思维和感觉的联结。你能真正避开负面的情绪，因为你已经训练自己的心"弹"离负面情绪。

转换策略 7：创造口头提示

运用口头提示提醒自己能够摆脱负面情绪，效果也不错，因为你会在那个提示与调高命运开关控制杆的正向行动之间创造出一种连结。你可能会说："那样的情绪够了！""暂停""弹离负面情绪""停！换频道！"，或是其他和橡皮筋弹手腕有同样效果的简单说法。

转换策略 8：动起来

运动可以帮助你降低目前的压力，甩掉任何担忧和焦躁，抛开负面情绪。有些人喜欢跳跃运动，或是肢体伸展，好让心智停止制造负面思想，身体不再释放压力荷尔蒙。

转换策略 9：照顾自己的身体

当你疲倦或吃得不好，又忽略身体要你好好照顾它的信号，要转换到正向情绪就困难许多。如果你感受到负面的情绪，请注意是不是饿了、累了、疼痛，或是身体不舒服。拒绝你的负面情绪，但是别忘了也要照顾自己身体的需求。

悲伤或无精打采等负面感觉，有时会完全掩盖住身体极不对劲的恐惧。压抑自己的局促不安以及不理会身上的病痛是非常不健康的。在身心两方面，请诚实面对自己的感觉，面对身体的需求和你的情绪状态。

转换策略 10：利用正向的音乐

聆听使你觉得积极正向的音乐是改变情绪的绝佳方式。你可以选择有助于连结特别情绪（例如自信和信心）的任何音乐。现在比以前更容易准备属于自己的音乐，无论去哪里，都可以轻松地带著这样的音乐合集，在电脑、汽车音响或个人音响播放。你可以准备一份上班前用来增强自信的音乐，另一份音乐则在回家的路上听，以便转换成喜悦和爱的感觉。

转换策略 11：连结态度正向的人

朋友帮你一些小忙，会更容易连结某些正向情绪（例如灵感与和谐）。当你很难调高正向情绪的音量时，你可以打电话、写电子邮件、传送短信，或是找某位你知道能帮助你转换情绪的人闲聊。到处都找得到乐观的人，尤其现代科技这么发达。

转换策略 12：运用你的想像力

若要调高某种情绪的音量，就必须真正体验那种情绪。就某种程度来说，这是行动的艺术。在创造情绪的过程中，要尽量真实，只要运用想像力，就可以加强情绪的强度。宇宙会回应你传送出去的心灵感应，因此，如果你觉得你会发达，宇宙就会为你呈现富足。就像我走进我的梦想之家一样，亲身体验一切，就有助于创造真正拥有这个家的情绪状态。

转换策略 13：运用你的记忆力

如果你回想起童年时曾感觉到某种特别强烈的正向情绪，不妨透过记忆重新创造出来。重新连结当时的那个你和你当时体验的一切。

反问自己问题："我想体验哪一种情绪呢？我一生中何时感受过那种情绪？"

尽可能找个安静的地方，闭上眼睛。缓缓深呼吸，在心中重播当时的场景。重新连结那种正向的感觉，同时紧握住它。

请记住，你还是同样一个人，只要你愿意，随时都可以感受那种情绪。

转换策略 14：伸出援手

当你感觉到自己的正向情绪处于低档，或是反而感受漠不关心或负面的情绪时，伸手协助他人是一种转换心境的好方法。当你选择付出慈悲，无论那个行为多么微小，都会创造出爱、喜悦和同情的感觉。

转换策略 15：用正向思维替代负面思想

改变思维是另外一种转换情绪的好方法。因为你的感觉经常是被有意识或甚至无意识的思维所驱动。同样的，别忘了可以转变情绪的"观察、决定、转换"法。

无论你正在体验什么样的负面感觉，先观察，但是也要注意可能会驱动这些负面感觉的任何思维。请反问自己："为什么我会有这种感觉呢？我正在想什么？"这么做就更容易将任何隐藏的毁灭性思维找出来。一旦你好好观察这些思维，就可以有意识地决定拒绝它们，选择感受比较好的情绪，同时转换过去。

——节选《秘密没说完的事，如何拥有好的情绪》

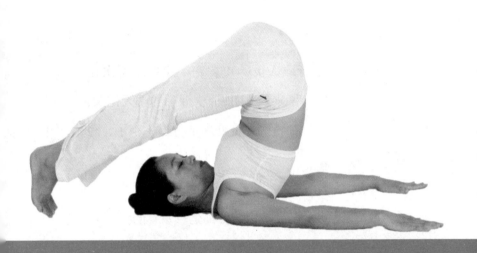

CHAPTER 7
会员案例见证

下面是通过觉察，就有关节奏冥想的精髓："放松，呼吸，情绪，关系"的四个经典案例分享：

案例一 ——身体放松，消除疼痛

案例二 ——觉察情绪接受阴暗面

案例三 ——关系的融合粘连不清

案例一　身体放松，消除疼痛

Alice 是外企行政人员，42 岁，半年以来每次在我的课中很享受自己的一呼一吸，附加一次课后的聊天记录：

Alice：我身体右侧肩胛骨处疼了将近 1 年了，也不知什么原因。

我：你是不是容易紧张，导致你的心太紧了？

Alice：是的，很容易纠结，都是一些有的没的小事。

我：需要放松，保持觉察。身体的疼痛并没什么不好，但假如你抗拒疼痛，疼痛就一直会想办法来提醒你，直到你终于明白了。如果你不阻抗疼痛，它会自己消失。请记住，任何你阻抗的事或物都将会持续！在这里，我会教你如何通过不阻抗来消除疼痛。

假如你的身体疼痛，无论是头疼、胃痛、肩膀，或者哪里，当你疼的时候需要意识到，疼痛通常都是智慧身体给你的信号，你要学会倾听身体给你的信息。通常出自于两个原因，一是你的身体告诉你，你现在某些方面需要调整，比如你吃的太多、喝得太多了，或者某件事情是违背身体的、心灵的、不合正法的，这通常会给你带来很多心理上的负面情绪，比如担心、恐惧、愤怒、怀疑等等，而且慢慢变成习惯的模式，所以你身体会感觉一些不舒服，慢慢地积累了负面能量，没有找到身体的出口，就会导致某个部位疼了。

另一个是你的身体通过疼痛想把你带回到当下，每当你哪里疼痛的时候，闭上眼睛，去感受它！然后你可以做几个流程，把疼痛清理掉。但是如果你吃了止疼药，或者任何的一些药物去止疼，疼痛就会再次出现！因为你只不过在上面绑了绷带，或暂时消疼，你并没有从根源那里消除它。那如何把疼痛清理？

比如说你肩胛骨，或者身体任何一个部位疼：

1. 闭上眼，感受触摸疼痛在你身体的那个位置，你可以一直摸到你感觉到疼痛的地方为止。

2. 你对自己说，疼痛在这里！你注意到疼痛的位置，然后问，这个疼痛有多大？换句话说，你要百分百地与疼痛在一起。你不是在你的头脑中分析、判断、编故事，而是在身体里全然感觉这个疼痛！

3. 然后你对自己说：如果把这个疼痛比作是水，把它倒进量杯里，那它有多大的体积？你说它会倒出来这么多。

4. 然后对自己说，那它是什么颜色？你去看到它，假设说它是蓝色。这个疼痛在这里，把它倒在杯子里可以装这么多。

5. 如果从 1% 到 100%，疼痛程度是多少？假如说是80%。那好，现在停下。然后你再次闭上眼睛，睁开眼睛，问疼痛在哪里？重复上述的流程。有的时候你会很惊讶，因为上次疼痛在这里，但这次疼痛跑到了那里，它会转移，这很不可思议，你说好的，继续去看这个疼痛有多少？你注意到上次有那么多，这次只剩一部分了！

6. 所以第二次关照的时候，它减小了，颜色甚至都变淡了！你意识到疼痛已经没有 80% 那么多了，也许只剩 50%或是更少了！

7. 我向你保证，重复做三到四次，或者五次，疼痛就会消失了。

然后我们来看一下到底发生什么了？

因为你的身体得到了你的关爱同时她就会逐渐放松了，所以身体不需要再向你发出信号了，而同时你能更好地处在当下了。其实疼痛没什么不好，只是你一见到疼就开始恐惧逃跑而不敢于面对的时候才不好！疼痛就像是一个阴影，就好像是黑暗，好像是小我。当你把光照上去的时候，它就消失了。但人们一般不是把光照上去，他们只是从这逃跑，然后在头脑中想象这个疼痛并开始在头脑编故事！当你出现问题不是面对它，而是抗拒它，转身逃避，它会一直在那反复来干扰你。

就像生活中一样，矛盾产生了，就应该坦然面对，否则问题会重复出现，老是来干扰你。

（一周后 Alice 来上课时，一见到我就像发现了宝藏一样，满心喜悦。）

Alice：老师，我的肩胛骨那儿奇迹般地不疼了，太神奇了！而且是第二天就不疼了！那天回去，我就在睡觉的时候，首先感觉放松，就像你每次课堂都会强调我们觉察放松那样，感觉气很柔，脉很松，身体很空，每次呼吸都是一次身体的扫描，看看还有哪个部位没有放松的就去放松它。然后再加上你说的怎样消除疼痛的方法，全然去感觉疼痛的位置，大小，装在杯子里有多少，颜色的多少，以及每次练习的变化。我居然做到了！非常感恩老师。

案例二　觉察情绪接受阴暗面

Young 是一位 36 岁的外企主管，几个月来我们每周都会在课堂见面，经常看她上课时有些心不在焉，不能很好地跟着来，有一次我们在课后聊起天来。

Young：我老是情绪一下会冒出来，而且一次情绪可以 10 天半个月甚至 1 个月还不消化，这让我很痛苦！老师有办法可以帮我吗？

（看她用有点央求的语气，满心期待地看着我，我怎能辜负她的信任呢。）

我：情绪来了怎么办？当我们处在情绪中，大道理已经都不管用了。

首先，你开始意识到自己在情绪中，这就可以恭喜你了，因为你已经发现了问题，事实上解决问题也就差不多有眉目了。很多人都是容易情绪化的人，只是大多数人不太容易意识到自己在情绪之中。他会本能地觉得，那个人怎么那么过分？！他怎么能这么对我？！他的问题是 ×××！太可恶了，是他让我这么生气！如此等等。很多时候，人处在情绪中，会试图分析、评判、指责他人的行为，并想着各种报复和说让对方难过的话，也试图让对方不好受，其实这样你将陷入痛苦，争斗，消耗你的能量卷入漩涡当中。这时你一定要警觉，要意识到自己在情绪中，这是最关键的一步，如果你无法意识到这一点，你很容易被情绪带走，甚至掉进黑洞里很难出来，甚至根本就不会想到自己要出来。

第二步，我们就可以拥抱情绪了，接受自己的阴暗面。任何我们抗拒的都会一直持续，依照我的体验，那不只是持续，甚至会变得更强大。抗拒愤怒，愤怒就会持续，而且更强大，抗拒受伤，受伤就会持续，而且更强大。

例如做个练习：现在你闭上眼睛对自己说："我不想看到白老鼠！我不想看到白老鼠！（反复5次）说说你的感觉，你一定在眼前就是看到了一只白老鼠！

所以无论在一个情景中，你的内在产生了什么情绪，都要去接纳它的发生，允许它的存在，去彻底的经验它，体验它。负面情绪本身并不是问题，试图成为一个完美的、没有负面情绪的人才是问题，不接纳自己的负面情绪会在内在造成冲突，消耗能量，形成一种负面的思维模式、情绪模式、生命模式，直到你发现自己好像越来越没有力量了，没有勇气，也没有原有的那份自信了。因为你的力量，你的能量都大量耗在这种不经意的负向模式中。情绪来了，我们可以直接的去觉察它，看到它，经历它，这很重要！

也可以使用一些方法，比如，为情绪命名会非常有帮助。当你只感到一股情绪涌上来，它一下子包围了你，你会害怕，本能地想逃跑，却反而更落在它的控制之下。但当你认识了它，并在心里用语言表达出来——

"我很难过！"

"我感到很受伤。"

"我非常生气。"

"我充满了抱怨。"

"我在嫉妒！"

"我害怕失去……"

"我的自尊心受到了伤害！"

等等，不断在心里重复你当下的那句话，同时体验它带给你的身体的某个部位不舒服或心理的不舒服。这样可以帮助你认识自己的情绪，知道自己怎么了，就比较容易克服情绪带来的焦虑和恐惧，更容易带着觉知意识去体验它，经历它，拥抱它。而不是当逃兵，否则那样会完全处在被情绪掌控的被动状态。

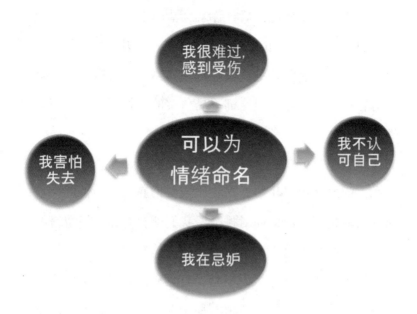

我很难过，感到受伤

可以为情绪命名

我不认可自己

我害怕失去

我在忌妒

　　第三步就要去观察情绪的运作，看到事实的真相，问题才能化解。

　　当潜意识中的伤痛模式启动，而我们的觉察力又没有那么好时，我们通常是还没意识到发生了什么，情绪就已经产生了，这个是我们潜意识中那个伤痛的模式在作出反应。而当你通过瑜伽、冥想、呼吸的练习，你会发现觉察力不断提升，越来越能够意识到自己的情绪模式、生命模式，你会看到它运作的过程。就像慢镜头一样，你会看到它因为一个什么样的想法、观念而产生，它在你身体的什么部位产生什么感觉，如何造成你身体的不适，是一股什么样的能量在流经你。然后，当情绪被彻底经验后，你就会清晰地看到那个让你产生情绪的情景，发生的事实是什么，你会自然的做出智慧的回应，而不是带着情绪负荷的反应。记住：当一个人被情绪完全控制时智商几乎为零，但这都不是事实的真相，只是头脑里的幻象、妄念、杂念等等。

启动潜意识的伤痛模式，觉察情绪的运作，看到事实的真相，问题将得以化解。当我们抱着彻底解脱痛苦的决心，像一名战士一样勇敢面对挑战，我们就会有拥抱坏情绪的勇气，敢于接受阴暗面，全然经历它，体验它，最后你的问题就不知不觉中被化解，而不是一直累积。当我们可以不被情绪左右，我们就多了份自由，那份自由不是外在的，而是一份内在的自由，是伴着你由内而外的、深深的喜悦带来的自由，幸福感就会大大提升，一切就会自动完好地进行。

Young：（双手合十，闭上眼睛）谢谢老师！感恩！

（她看上去似乎明白了很多，眼睛里似乎看到了希望。）

关系的融合粘连不清

Lili 是一位外贸公司主管，38 岁，这 3 个月以来，凡是我的课程基本不会错过的。

Lili：我老是跟儿子吵架，儿子已经上高中了，越来越吵不过他了，每次看到儿子发飙，就有点不知所措，有一种无力感，心疼加心痛。儿子很关心我，也很疼我，当然我也爱自己的儿子，可就是两个人老爱闹矛盾，这问题一直困扰着我。

我：事实上，当我们的心轮运作完好的时候，便会知道如何让每个人正确地进入自己的关系，心轮是关系的气轮，在运作我们与他人之间的关系。

当我们与他人融合，粘连不清时，就会失去彼此之间自然的界限。当我们失去自己的中心时，就会允许他人进入我们的生命轨道，而我们也会被推入他人的轨道，因而偏离自性，失去使命感，无法活出自己的人生。

通常，与我们融合的人，也是我们用全部生命去爱的人。我们想要给到对方一切，想要照顾他们的所有，帮他们把一切打点妥当。我们可能会与自己的父母、伴侣、孩子之间粘连不清，然而无论对方是谁，融合把我们置于牺牲者的位置之上。我们变成了万能的神和虚假的帮助者，我们不停地帮助，帮助，帮助……但是，这真的能有所改变吗？事实上对方并不能接收到。我们陷入了彼此痛苦不堪的恶性循环甚至是极度的痛苦之中。到最后是双方都把能量耗光在没有尽头的痛苦之上，甚至会有挫败感，并陷入负面的情绪，陷入负向的思维模式、行为模式、生命模式当中，反映出觉得已经没有力量去做自己该做的事情了。

如果我们与父母中的一方融合，无论多么爱对方，我们都感觉好像不得不逃离他/她一样。融合中必然有牺牲，牺牲自己同时无法帮到任何人，只是让对方也同样活在痛苦之中。

请铭记：活出自己生命的精彩，才是真正帮到你想帮的人！

练习——

手合十，深长吸气，呼气时掌根用力到手臂发抖，可以有意识地指尖向前向下快速甩动，切断一切意识障碍，意境中带着微笑，在微笑中释放负面能量。同时在呼气时，想象你的气从心轮呼出，到胸部的中心。（重复 3-5 次以上）

意念想着切断你和他人之间的融合关系，这样你才能享受到更大的自由，才有能力与人更加和谐。静静地坐着，闭上眼睛，想象你的手中握着智慧的宝剑，它将斩断一切幻象，一切虚假。如果你看到了你和谁之间有融合、牺牲和粘连的部分，当准备好的时候，用这把宝剑斩断它。智慧的宝剑能够斩断一切，剩下的，就只是真相。想象随着幻象和虚假的消失，真爱和结合的光线缓缓出现在你们之间，联通彼此。练习中 Lili 看到了她跟儿子之间的关系，跟父母之间的关系，就跟先生之间都存在着这种粘连不清的关系模式，导致双方都觉得痛苦，愤怒。经过一段时间的练习与觉察，她发现一切竟然不知不觉中转化了。

Lili：老师，你真是我的恩人！感恩！

后来每次来上课她都会有一些觉知的分享，看到她脸上洋溢着突破的喜悦，我也从心底里感受到了她那份喜悦的能量，并转化了的能量。

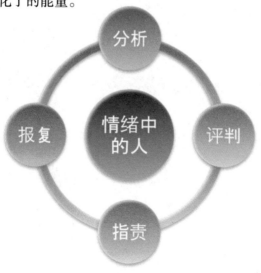

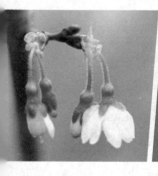

后记

从一开始，我凭直觉选择这个方向作为课题时，就觉得兴奋不已。中间觉知到自己在一些不同的状态中，怎么顺利应对一些挑战，包括时间的安排等等。值得庆幸的是，当我突破一个个点后，就感觉自己越来越进入状态，这些年来通过不断学习和积累的一些东西，感觉一切好像不知什么时间就已经加工好了，顺其自然地流了出来，就那么的自然……

　　感谢我的身心灵启蒙老师魏立民先生对我的信任和支持，并给予我极大的鼓励。多年以来，我从魏老师这里受益匪浅，他以言传身教相结合，不断提供给我们一些进修的学习机会，鼓舞我们在这条生命成长的道路上一直向前，不停探索。感谢天心居心理学团队居权老师，台湾的资深导师张慧玲老师，复旦大学的秦启庚教授……以及共同成长的所有同学，感谢你们的一路陪伴与心的支持。感谢我在学习成长路上指引我的印度合一大学笑波博士，美国知见心理学创始人 ChuckSpezzano 博士，冥想俱乐部王炜老师，心灵海的各位老师，感谢国际昆达利尼瑜伽老师 Mr.Sunder，Ms.Suraj，Jocelyn，Jane 等整个教师团队，以及国际儿童瑜伽的老师 Ms.SiriMukta。

感谢我的父母，一直健康地相互陪伴，以及以你们的方式对我们付出的爱，让我们姐妹都能传承您们的美德——纯洁、善良。我为你们感到骄傲，感谢台湾的哥哥、姐姐、姐夫、嫂嫂们！感谢我的姐妹们、同学们、朋友们！

当然，最最感谢的是我的先生 Pierce 和我的儿子 Gene，是你们督促我在生命中不断成长，让我学会人生最大课题之"爱"与"尊重"。

爱好自己，才能爱家人，爱身边的人。尊重也是同样。你们是我生命的动力。

我非常非常地爱你们！

图书在版编目（CIP）数据

心灵瑜伽节奏冥想 / 李清著．-- 北京：民主与
建设出版社，2014.12

（哈达瑜伽系列）

ISBN 978-7-5139-0517-6

Ⅰ．①心… Ⅱ．①李… Ⅲ．①瑜伽－基本知识 Ⅳ．① R247.4

中国版本图书馆 CIP 数据核字 (2014) 第 274193 号

出 品 人	许久文
责任编辑	李保华
封面设计	尚世视觉
内文排版	依 一
出版发行	民主与建设出版社
电 话	（010）59417745　59419770
社 址	北京市朝阳区曙光西里甲 6 号院时间国际大厦 H 座北楼 306 室
邮 编	100028
印 刷	北京盛兰兄弟印刷装订有限公司
成品尺寸	145mm×210mm 1/32
印 张	7
字 数	109 千字
版 次	2014 年 12 月第 1 版　2014 年 12 月第 1 次印刷
书 号	ISBN 978-7-5139-0517-6
定 价	35.00 元